David Grand

Brainspotting

David Grand

Brainspotting

Wie Sie Probleme, Traumata und emotionale Belastungen gezielt auflösen

VAK
VAK Verlags GmbH
Kirchzarten bei Freiburg

Titel der amerikanischen Originalausgabe:
Brainspotting. The Revolutionary New Therapy for Rapid and Effective Change
ISBN 978-1-60407-890-9

Bibliografische Information der Deutschen Nationalbibliothek
Die Deutsche Nationalbibliothek verzeichnet diese Publikation in der Deutschen Nationalbibliografie; detaillierte bibliografische Daten sind im Internet unter http://dnb.d-nb.de abrufbar.

VAK Verlags GmbH
Eschbachstr. 5
79199 Kirchzarten
Deutschland
www.vakverlag.de

Übersetzung: Anni Pott
Lektorat: Norbert Gehlen
Cover: Kathrin Steigerwald, Hamburg
Layout: Karl-Heinz Mundinger, VAK
Gesamtherstellung: CPI books GmbH, Leck
Printed in Germany
ISBN: 978-3-86731-146-5

Inhalt

Hinweise des Verlags

Dieses Buch informiert über die Anwendung der Brainspotting-Methode. Die dargestellten Verfahrensweisen haben sich als sicher und effektiv bewährt. Wer sie anwendet, tut dies in eigener Verantwortung. Autor und Verlag beabsichtigen hier nicht, individuelle Diagnosen zu stellen oder Therapieempfehlungen zu geben. Die Informationen in diesem Buch sind nicht als Ersatz für professionelle therapeutische Hilfe bei gesundheitlichen oder psychischen Problemen zu verstehen.

Für meine Mutter,
die mich gelehrt hat,
Worte zu lieben

Einführung

Als ich Brainspotting im Jahr 2003 entdeckte, war ich nicht auf der Suche nach einer neuen Therapie, jedenfalls nicht bewusst. Die Entdeckung *geschah* einfach, so erschien es zumindest.

Bis zu diesem Zeitpunkt hatte ich erfolgreich die Methoden anderer genutzt. Ursprünglich absolvierte ich Anfang der 1980er-Jahre eine Ausbildung als psychoanalytischer Psychotherapeut bei der *Society for Psychoanalytic Study and Research* auf Long Island in New York, wo ich lebe. 1993 machte ich eine weitere Ausbildung in EMDR (*Eye Movement Desensitization and Reprocessing*), einer eher verfahrensorientierten Gehirn-Körper-Technik. 1999 lernte ich *Somatic Experiencing* (SE) kennen, eine stark körperorientierte Methode. Ich integrierte Psychoanalyse, EMDR und SE zu *Natural Flow EMDR* – wie ich es nannte –, einer therapeutischen Methode, die auf alle drei Ansätze zurückgriff. Über diese integrative Methode schrieb ich in meinem ersten Buch: *EMDR – Ein Durchbruch in der Psychotherapie*, das elf Tage vor den Anschlägen auf das *World Trade Center* am 11. September 2001 erschien.

Innerhalb weniger Wochen nach dem 11. September arbeitete ich mit einem nicht abreißenden Strom von Überlebenden der Terroranschläge. Im Laufe der nächsten anderthalb Jahre machte ich mit mehr als hundert Überlebenden des 11. September eine Traumatherapie, darunter Menschen, die sich zum Zeitpunkt der Anschläge in den Türmen oder in deren Nähe aufgehalten hatten, sowie Rettungskräfte und Familienangehörige von Opfern der Terroranschläge.

Rückblickend betrachtet war es kein Zufall, dass ich Brainspotting anderthalb Jahre nach dem 11. September entdeckte. Meine Arbeit im Zusammenhang mit dieser Katastrophe konfrontierte mich sehr intensiv damit, wie Menschen kollektiv und individuell von außergewöhnlichen, überwältigenden, schrecklichen Ereignissen betroffen sein können und in Mitleidenschaft gezogen werden. Ich war genötigt, diese katastrophale Erfahrung immer wieder aufs Neue aus vielen verschiedenen Blickwinkeln und Perspektiven zu durchleben. Ich hatte das Gefühl, als hätte mich diese unmittelbare Konfrontation mit den Auswirkungen dieser Ereignisse bis auf eine molekulare Ebene verändert – wie es bei denjenigen geschieht, die sich zu nahe an einem Explosions- oder Detonationsherd befinden. Im Sommer 2002 war ich schließlich ausgebrannt – und ich war der Letzte, der es bemerkte. Auf der Suche nach Wegen und Möglichkeiten, mein inneres Gleichgewicht wiederzufinden und mich selbst zu heilen, kam ich auf eine kreative Lösung: Ich schrieb ein Stück über meine Erfahrungen und gab ihm den Titel *I Witness*, das heißt: „Ich bin Zeuge".

Da ich das Entsetzen so vieler über einen so konzentrierten Zeitraum als Zeuge miterlebte, schärfte sich meine ohnehin bereits geschärfte Beobachtungsgabe noch mehr. Ich lernte, sowohl bewusst als auch unbewusst die physischen Hinweise und Signale von Klienten so scharf zu beobachten, dass es manchmal fast schien, als wüsste ich bereits, was kommen würde, bevor es tatsächlich geschah. In diesem Zustand erhöhter Aufnahmebereitschaft, in dem ich sehr genau auf meine Klienten eingestellt war, entdeckte ich Brainspotting.

Die zehn Jahre von der „Geburt" von Brainspotting bis zum Schreiben dieses Buches haben mein Leben verändert. Diese zehn Jahre haben auch das Leben der sechstausend Therapeuten rund um die ganze Welt verändert, die in Brainspotting ausgebildet worden sind und jetzt täglich erleben, wie sich vor ihren Augen bemerkenswerte Heilungsprozesse vollziehen. Am meisten haben diese zehn Jahre jedoch das Leben der zahllosen Brainspotting-Klienten verändert, die eine tiefgreifende, schnelle Heilung erlebten.

Brainspotting gehört zu den sogenannten gehirnbasierten Therapien, die derzeit zunehmend entwickelt werden und Verbreitung finden. Diese Behandlungen gehen über die Psyche hinaus, um direkten Zugang zum Gehirn zu gewinnen. Die gehirnbasierten Therapien sind ein Phänomen der letzten zehn bis zwanzig Jahre.

Historisch gesehen fallen die meisten Psychotherapien unter die Kategorie der Gesprächstherapie, eine Form von Therapie, die zurückverfolgt werden kann bis zur Psychoanalyse von Sigmund Freud (die auch als *Talking Cure*, also „Gesprächskur" bezeichnet wurde). Bei der Mehrzahl der heute praktizierten Psychotherapien handelt es sich um Varianten der Gesprächstherapie. Diese Behandlungen basieren auf unterschiedlichen, gut entwickelten Ansätzen und sind im Allgemeinen wirksam.

Die meisten dieser Ansätze sind beziehungsbasiert und verlangen, dass der Therapeut in hohem Maße auf den Klienten eingestimmt ist. (Um es in der Sprache der Psychotherapie auszudrücken: Es muss ein hohes Maß an relationalem Eingestimmtsein vorhanden sein, was bedeutet, dass der Therapeut nicht nur sehr genau auf den Klienten, sondern auch auf die Dynamik der Beziehung zwischen sich und dem Klienten achten muss, die die Erfahrung des Klienten mit der Hauptbezugsperson in seiner Kindheit – insbesondere mit seiner Mutter – spiegelt und offenbart.) Das Problem ist und war, dass die meisten gesprächsorientierten Therapien in der Regel nicht fokussiert sind und monate- oder jahrelange Sitzungen erfordern, bis eine Entlastung und Veränderung eintritt.

Die meisten eher „technischen", von Techniken geprägten Therapien (einschließlich EMDR) legen den Schwerpunkt auf die *Verfahrensweisen*, die der Klient zu befolgen hat. Diese Verfahrensweisen sind technischer und nicht beziehungsorientierter Natur – sie verlangen, dass der Therapeut den Klienten durch bestimmte vorgegebene Schritte leitet. Durch das Maß an Aufmerksamkeit, das der *Technik* geschenkt wird, wird die Aufmerksamkeit vom eigentlichen Kern der Beziehung zwischen Klient und Therapeut abgelenkt. Wie wirksam EMDR auch sein mag, fest steht jedoch, dass der Beziehung des Therapeuten zum Klienten, seinem Eingestimmtsein auf diesen, dabei nicht genügend Aufmerksamkeit geschenkt wird.

Im Gegensatz dazu baut Brainspotting auf einem Modell auf, bei dem der Therapeut auf den Klienten und gleichzeitig auf die Gehirnprozesse des Klienten eingestimmt ist. Bei Brainspotting muss weder das relationale Eingestimmtsein noch das Eingestimmtsein auf die Gehirn-Körper-Prozesse des Klienten zugunsten des jeweils anderen geopfert werden. Wenn beide Feinabstimmungen miteinander verwoben werden, ist der Heilungsprozess weitaus stärker und dauerhafter.

Da ich, lange bevor ich gehirnbasierte Therapiemodelle kennenlernte, ein „relational eingestimmter" Gesprächstherapeut war, ist es vielleicht keine Überraschung, dass Brainspotting das Einstimmen beider Therapiearten kombiniert. In Kapitel 6 wird im Einzelnen untersucht, wie dieses *Dual Attunement*, also die zweifache Feinabstimmung, das therapeutische „Aufeinander-Einschwingen" auf zwei Ebenen, bei Brainspotting funktioniert und wie es dafür sorgt, dass Brainspotting so wirksam ist.

Das Motto von Brainspotting …

… lautet: „Wohin wir schauen, das hat Einfluss darauf, wie wir uns fühlen." Wenn uns etwas belastet, verändert sich unsere Gefühlslage abhängig davon, ob wir nach rechts oder nach links blicken.

Unsere Augen und unser Gehirn sind untrennbar miteinander verbunden und unser Sehvermögen ist dasjenige, mit dem wir Menschen uns hauptsächlich in unserer Umwelt orientieren. Signale, die von unseren Augen ausgesendet werden, werden im Gehirn tiefgreifend verarbeitet. Das Gehirn steuert dann reflexiv und intuitiv, wohin wir schauen, von einem Moment zum anderen. Das Gehirn ist eine unglaublich leistungsfähige „Verarbeitungsmaschine", die alles verdaut und organisiert, was wir erleben.

Ein Trauma kann die Verarbeitungsfähigkeit des Gehirns jedoch überfordern, sodass Teile des Traumas in unverarbeitetem Zustand zurückbleiben, sozusagen erstarrt, „eingefroren" oder eingekapselt. Brainspotting nutzt unser Gesichtsfeld, um festzustellen, *wo* wir diese Traumata in unserem Gehirn festhalten.

> Genau so, wie die Augen auf natürliche Weise die *äußere* Umwelt nach Informationen scannen oder absuchen, können wir sie auch benutzen, um unsere *innere* Welt – unser Gehirn – nach Informationen abzusuchen. Brainspotting nutzt unser Gesichtsfeld, um den „Scanner“ auf uns selbst zu richten und unser Gehirn so zu lenken, dass es verloren gegangene innere Informationen wiederfindet. Indem wir unseren Blick auf eine bestimmte *äußere* Stelle gerichtet halten, richten wir den Fokus des Gehirns auch auf jene *innere* Stelle, wo das Trauma gespeichert ist. So fördern wir die tiefgreifende Verarbeitung, die zur Lösung und Befreiung von dem Trauma führt.

Als ich Brainspotting ursprünglich entdeckte (darüber werde ich in *Kapitel 1* genauer berichten), erstarrte der Blick meiner Klientin in einer bestimmten Position in ihrem Gesichtsfeld. Ich bemerkte das, weil ich sah, dass ihre Augen stark zuckten, als sie diese Position gefunden hatten. Auf diese Weise signalisierte mir ihr tieferes Gehirn, dass dort im Innern etwas verschlossen war. Während der Blick meiner Klientin auf diese Stelle fixiert blieb, ging sie tiefer und immer tiefer in diese innere „Höhle“ hinein, wo zahlreiche Traumata festgehalten wurden. Mit dem Entdecken dieses „Brainspots“ wurde all das freigesetzt und gelöst, was wir mit einem ganzen Jahr Natural-Flow-EMDR-Therapie nicht erreicht hatten.

In den zehn Jahren seit dieser Entdeckung habe ich eine Vielzahl von Möglichkeiten entwickelt, das Gesichtsfeld zu erkunden und zu nutzen, nicht nur um Traumata freizusetzen und zu lösen, sondern um ein ganzes Spektrum psychischer und physischer Symptome zu bearbeiten. Jedes Kapitel in diesem Buch beschreibt einen anderen Aspekt von Brainspotting, darunter vor allem seine verschiedenen Modelle und wie diese in der Praxis angewendet werden.

Kapitel 2 beschreibt, wie unsere Psychologie durch die *tiefsten* Teile unseres Gehirns und unseres Körpers zum Ausdruck gebracht wird:

unsere Reflexe. Darin werden auch die vorbereitenden Prozesse aufgezeigt, die Grundlage aller Modelle von Brainspotting sind. In *Kapitel 3* erkläre ich, wie ich entdeckte, dass Augenpositionen mit unserer inneren körperlichen Erfahrung korrelieren, und wie diese Entdeckung zu zwei neuen Anwendungen von Brainspotting führte.

Brainspotting kann bei Klienten genutzt werden, die während des therapeutischen Prozesses *geerdet* bleiben müssen; dazu gehören auch Klienten mit komplexer Posttraumatischer Belastungsstörung (PTBS) und solche, die von ihren eigenen Erfahrungen deutlich abgespalten sind (bei denen also in hohes Maß an Dissoziation vorliegt). *Kapitel 4* erläutert, wie eine Kollegin und ich ein bestimmtes Modell von Brainspotting entdeckten und entwickelten, das bei diesen Klienten genutzt werden konnte.

In *Kapitel 5* wird „Gazespotting" vorgestellt, eine abgewandelte Form von Brainspotting, die sich unsere natürliche Neigung zunutze macht, während wir denken oder sprechen, in eine bestimmte Richtung zu schauen und den Blick auf einen bestimmten Punkt zu fixieren – mit anderen Worten, unsere Fähigkeit, spontan und intuitiv unsere eigenen „Brainspots" zu lokalisieren.

Kapitel 6 geht auf den Kern der einzigartigen Synthese von Brainspotting und relationaler Therapie ein, auf den direkten Zugang zum Gehirn durch das Gesichtsfeld. Dieses „Dual-Attunement-Modell" bietet dem Klienten bei seiner Erfahrung mit Brainspotting einen Rahmen, der ihn auffängt und trägt, und unterstützt die innere Heilung des Klienten auf der psychischen und gleichzeitig auch auf der neurobiologischen Ebene.

Im Unterschied zu vielen anderen psychotherapeutischen Methoden ist Brainspotting besonders darauf ausgelegt, in andere Ansätze *integriert* zu werden. Das menschliche Gehirn-Körper-System ist gigantisch und komplex und muss in seiner Individualität erfasst und berücksichtigt werden. Keine einzige Technik (einschließlich Brainspotting) kann auf die Situation jedes Klienten in ihrer *Gesamtheit* eingehen. *Kapitel 7* beschreibt, wie Therapeuten in Brainspotting-Trainings dazu angehalten werden, die Methoden, mit denen sie üblicherweise arbeiten, zu nutzen und zu integrieren, um die Wirkung von Brainspotting zu vertiefen und zu bereichern.

In *Kapitel 8* zeige ich ein bestimmtes Modell von Brainspotting auf, das sogenannte z-Achsen-Brainspotting, das blockierten Klienten helfen kann und jenen, die nicht gleich auf den Prozess ansprechen und sich mit der Heilung schwertun.

Kapitel 9 untersucht die zentrale Bedeutung des Gehirns beim Brainspotting-Prozess. Das Gehirn ist, wie bereits erwähnt, der ultimative „Scanner", der jede Zelle im Körper wie auch sich selbst überwacht – rund um die Uhr, 24 Stunden am Tag und sieben Tage in der Woche. Brainspotting macht sich diese Fähigkeit des Scannens und ebenso die Fähigkeit des Gehirns zunutze, Dinge zu verarbeiten und sich selbst zu heilen. Dieses Kapitel untersucht Brainspotting auch als eine *weise* Therapie, bei der dem denkenden, beobachtenden Teil des Gehirns beigebracht werden kann, den Heilungsprozess zu unterstützen.

Kapitel 10 geht darauf ein, wie Brainspotting zur Minderung von Schmerzen und anderen physischen Symptomen eingesetzt werden kann. Verletzungen sind für das Nervensystem gleichzeitig physische wie psychische Traumata, die unentwirrbar miteinander verflochten sind. Die Fähigkeit von Brainspotting, die Verknüpfungen physischer und psychischer Verletzungen zu entwirren, hat Konsequenzen für die Behandlung von Beschwerden und Erkrankungen wie Fibromyalgie, chronischer Müdigkeit, Schleudertrauma und Kopfverletzungen. Sie macht Brainspotting auch zu einer wirksamen Behandlung für Kriegsveteranen, die oft unter Kombinationen von PTBS und traumatischen Hirnverletzungen (Schädel-Hirn-Traumata) leiden.

Brainspotting ist ein außergewöhnlich effektives Instrument, wenn es darum geht, Sporttraumata aller Art zu erkennen und zu lindern. In *Kapitel 11* wird gezeigt, wie es genutzt werden kann, um Menschen zu helfen, Traumata zu überwinden, die von Sportverletzungen, Misserfolgen und Scheitern sowie von Demütigungen herrühren, die sich alle im Nervensystem eines Sportlers ansammeln. In diesem Kapitel wird auch das *Expansion Model* [zu Deutsch: „Erweiterungsmodell"] von Brainspotting vorgestellt, das allen Sportlern, Amateuren wie Profis, helfen kann, Leistungen auf einem deutlich höheren Niveau zu erbringen.

Der durch Brainspotting angestoßene Heilungsprozess ist kreativ und so kann Brainspotting auch bei Künstlern Kreativität freisetzen und ihre Kreativität erweitern. *Kapitel 12* zeigt, wie verschiedene Modelle von Brainspotting genutzt werden können, um kreativen Menschen zu helfen und denjenigen Therapeuten Anregungen zu geben, die gerne kreativ mit ihren Klienten arbeiten.

In *Kapitel 13* wird eine Vielzahl von Möglichkeiten aufgezeigt, wie *jedermann* (außerhalb der Praxis eines Therapeuten) Brainspotting-Techniken zur Entspannung, zur Schlafverbesserung und zur Steigerung der Leistungsfähigkeit oder Kreativität nutzen kann.

Kapitel 14 schließlich erzählt die Geschichte, wie Brainspotting zu einem internationalen Phänomen wurde. Es ist eine sehr anpassungsfähige Therapie, die auf die jeweilige Kultur und Sprache abgestimmt werden kann. Ich habe Therapeuten in Südamerika, Europa, im Nahen Osten und in Australien ausgebildet und das Brainspotting-Modell ist von achtzehn internationalen Trainern aus drei Kontinenten in sechs Sprachen übersetzt worden.

Zwar habe ich dieses Buch für die allgemeine Öffentlichkeit geschrieben, doch werden auch Therapeuten es höchst informativ und wertvoll für ihre Praxis finden. Wenn Sie dieses Buch lesen, erfahren Sie, welch eine tiefgreifende Veränderung möglich ist, auch wenn Sie bereits seit vielen Jahren sehr gelitten haben. „Wohin wir schauen, das hat Einfluss darauf, wie wir uns fühlen" – wenn Sie das wirklich verstanden und verinnerlicht haben, werden Ihre Selbstbeobachtung und Ihre Bewusstheit sich erhöhen.

Die Fallbeispiele, die im ganzen Buch zu finden sind, werden Sie in meine Praxis führen und Ihnen Einblick darin geben, wie Brainspotting funktioniert und wem es hilft. Die Anonymität zum Schutz der Klienten, die in den Geschichten vorkommen, ist gewahrt worden, indem ich wichtige Identitätsmerkmale abgeändert habe. Sie werden sich wahrscheinlich mit einer Reihe dieser Klienten identifizieren und durch die Geschichten ihrer Heilung hoffentlich ermutigt und inspiriert werden.

Während ich dies hier schreibe, entwickelt sich Brainspotting weiter. Es wird inzwischen zunehmend in der therapeutischen Praxis angeboten und ständig werden viele neue Brainspotting-Therapeuten ausgebildet. Am Ende dieses Buches werden Sie Hinweise finden, die Ihnen helfen, einen Brainspotting-Therapeuten in Ihrer Nähe zu finden.

Indem Sie mir auf *meiner* Reise mit Brainspotting folgen, können Sie für sich *Ihre eigene* Reise antreten. Möge die Lektüre dieses Buches der Anfang Ihrer persönlichen Brainspotting-Erfahrung sein, wo immer sie Sie auch hinführt. Ich gebe Ihnen den gleichen Rat, den ich allen meinen Klienten mit auf den Weg gebe: „Geben Sie sich Zeit und Raum und beobachten Sie Ihren Prozess mit Offenheit und Neugier!“

Kapitel 1

Die Entdeckung von Brainspotting

Wie bei einer Sportlerin ein therapeutischer Durchbruch gelang

Karen war eine Eiskunstläuferin, die an Wettkämpfen teilnahm und das Potenzial zum Champion hatte. Im Training war sie großartig, aber bei Wettbewerben, wenn es darauf ankam, blieb ihre Leistung hinter den Erwartungen zurück. Wir hatten ein Jahr lang wöchentlich in Sitzungen von jeweils 90 Minuten intensiv zusammengearbeitet. Sie war vor allem mit zwei Symptomen zu mir gekommen: Sowohl beim Aufwärmen vor einem Wettbewerb als auch bei ihrem anschließenden Auftritt plagte sie das Gefühl, dass sie ihre Beine nicht spüren könne und ihr geplantes Programm vergessen habe.

Karen hatte eine traumatische Lebensgeschichte. Sie war das erstgeborene Kind in einer chaotischen Familie. Ihre Eltern stritten ständig miteinander, sodass sie von Kindesbeinen an von Zank und Streit umgeben war, der lautstark ausgetragen wurde. Als drei Jahre nach Karen ihre Schwester geboren wurde, führte das zu einem Bruch in der Familienstruktur: Die Mutter verbündete sich mit Karens Schwester und der Vater mit Karen. Durch diese Spaltung entstand ein Muster der Zurückweisung durch die Mutter, das sich auf Karens Eiskunstlaufen übertrug.

Ihr Vater unterstützte sie in jeder Hinsicht in ihrem Sport und fuhr mit ihr zu unzähligen Trainingsstunden und schließlich zu

Wettbewerben. Ihre Mutter hielt sich aus alledem heraus und interessierte sich nicht dafür; sie sah sich auch nicht die Wettbewerbe an, an denen die kleine Karen teilnahm. Als die Ehe der Eltern zerbrach, war Karen acht und ihre Mutter erklärte ihr: „Die Familie ist wegen deines Eiskunstlaufens kaputtgegangen!“

Als wäre das nicht genug gewesen, um ihre Liebe zu ihrem Sport und ihr Vertrauen in ihren Sport zu erschüttern, zog Karen sich auch noch zahlreiche Verletzungen auf dem Eis zu. Ihr Training belief sich auf fünf mindestens Stunden am Tag, während der eigentliche Wettbewerbsauftritt nicht einmal sieben Minuten dauerte – zweieinhalb Minuten für das sogenannte Kurzprogramm und vier Minuten für das längere Programm. Das heißt, dass ein Eiskunstläufer möglicherweise mehr als tausend Stunden lang für einen Wettbewerb von weniger als sieben Minuten trainiert. Entsprechend ziehen sie sich die meisten Verletzungen beim *Training* zu. Auch wenn Stürze und Verletzungen so an der Tagesordnung sind, dass sie weitgehend ignoriert werden, versetzt jeder Sturz dem jungen Körper eines Eiskunstläufers einen Schock (mit kumulativer Wirkung).

Wenn es zu einer Verletzung kam, war es bei Karen nicht anders als bei anderen Eiskunstläufern. Wann immer sie sich eine körperliche Verletzung zuzog, blieb gleichzeitig ein psychisches Trauma im Nervensystem zurück. Als sie sich einmal eine schwere Rückenverletzung zuzog und in die Notfallaufnahme gebracht wurde, traf sie wieder der kalte Schlag der Zurückweisung durch ihre Mutter: „Du bist selbst schuld. Das kommt dabei heraus!“ Kein Wunder, dass Karen beim Aufwärmen jeweils erstarrte und in Panik geriet.

Der therapeutische Ansatz, den ich bei Karen wählte, war *Natural Flow EMDR*. Das *ursprüngliche* EMDR (*Eye Movement Desensitization and Reprocessing*) ist eine Therapiemethode, die Ende der 1980er-Jahre von Dr. Francine Shapiro entwickelt wurde. EMDR nutzt die Links-rechts-Augenbewegungen, um die jeweils gegenüberliegende Hemisphäre des Gehirns zu stimulieren. Es gibt verschiedene Hypothesen, wie diese bilaterale Gehirnstimulation funktioniert, aber eine endgültige Antwort gibt es bisher noch nicht.

Möglicherweise hilft die bilaterale Aktivität, die EMDR nutzt, um ein gewisses Maß an Integration der rechten und linken Gehirnhälfte zu erreichen.

Der Hintergrund: Die linke Seite des Gehirns steuert und kontrolliert die rechte Seite des Körpers und die rechte Seite des Gehirns kontrolliert und steuert die linke Seite des Körpers. Unsere linke Gehirnhälfte *denkt*, ist zuständig für Sprache und löst Probleme. Unsere rechte Gehirnhälfte ist intuitiv, emotional und in die Körperfunktionen involviert. Wenn wir von Emotionen überwältigt werden und nicht klar denken können, hat unsere rechte Gehirnhälfte das Steuer übernommen. Sind wir demgegenüber übermäßig analytisch und von unseren Gefühlen abgeschnitten, stecken wir in unserer linken Gehirnhälfte fest. Aber wenn wir uns integriert fühlen und gut funktionieren, interagieren rechte und linke Gehirnhälfte effektiv miteinander.

Um diese Links-rechts-Stimulation zu erreichen, bewegt der EMDR-Therapeut seine Hand im Gesichtsfeld des Klienten auf Augenhöhe hin und her und der Klient folgt der Hand mit seinen Augen. Diese scheinbar sonderbare Technik scheint die Heilung eines Menschen zu stärken und zu vertiefen, wenn sie mit einer strukturierten Vorbereitung, mit einer Reihe vorgegebener Schritte kombiniert wird, die von Shapiro entwickelt wurden.

Zu den ersten Schritten gehört die Aufnahme der Krankengeschichte (Anamnese). Dann bittet der Therapeut den Klienten, ein traumatisches Bild in seiner Erinnerung abzurufen, und fordert ihn auf, an negative und positive Überzeugungen zu denken, die mit dem Bild verbunden sind. Der Klient wird sodann aufgefordert, das Bild und die negative Überzeugung gleichzeitig wachzurufen und die Emotionen zu beobachten, die dabei zutage treten. Die Intensität dieser Emotionen wird anhand einer Skala, der sogenannten *Subjective Units of Disturbance*-Skala (SUDS), numerisch bewertet – mit Werten zwischen null (dem niedrigsten Wert) und zehn, dem höchsten Wert. Alle diese Schritte dienen dazu, den Distress, die emotionale Belastung im Körper des Klienten zu aktivieren.

Dann beginnen die angeleiteten schnellen Links-rechts-Augenbewegungen. Der Therapeut macht gelegentlich eine Pause, um zu sehen, was im Klienten vorgeht. Der innere Prozess des Klienten wird als Verarbeitung bezeichnet; dabei handelt es sich um eine fokussierte, intensive Form der Achtsamkeit. Der Klient wird dazu angeleitet, wertfrei Schritt für Schritt zu beobachten, was er erlebt – Erinnerungen, Gedanken, Emotionen oder Empfindungen in seinem Körper. Wenn der Therapeut den Klienten am Ende zu dem ursprünglichen Bild zurückführt, um zu sehen, wie es sich verändert hat und wie sich seine emotionale Belastung verändert hat, dann hat sich die Intensität der belastenden Erinnerung in der Regel (hoffentlich!) verringert.

Ich wurde 1993 von Dr. Shapiro in EMDR geschult und erlebte unmittelbar, wie viele Klienten intensiv darauf reagierten. Für manche war die Wirkung von EMDR jedoch so überwältigend, dass ich die Verfahrensweise modifizieren musste. Als Erstes verlangsamte ich die Augenbewegungen, sodass sie eine eher beruhigende Wirkung hatten. Als Nächstes bat ich Klienten, die zu sehr aktiviert wurden, ihr Bewusstsein von *der* Stelle in ihrem Körper, an der sie die Belastung empfanden, auf eine Stelle zu verlagern, an der sie sich ruhig und geerdet fühlten. Schließlich produzierte ich CDs mit sanften bilateralen Naturklängen und sanfter bilateraler Musik, die ich bei den Sitzungen laufen ließ. Diese CDs halfen den Klienten, bei der Verarbeitung ihrer inneren Erfahrung ruhiger zu werden. Diese überarbeitete Version der Therapie nannte ich *Natural Flow EMDR*.

Ich entwickelte *Natural Flow EMDR* zu einem Workshop, den ich schließlich für andere EMDR-Therapeuten in den Vereinigten Staaten und überall auf der Welt durchführte. Viele Therapeuten, die das Training bei mir gemacht hatten, erzählten mir später, dass sie EMDR anschließend bei allen ihren Klienten wirksamer einsetzen konnten.

Ich stellte fest, dass *Natural Flow EMDR* besonders wirksam bei Sportlern war, die oft versagen, wenn sie im Rampenlicht des prüfenden Blicks der Öffentlichkeit stehen. Vor dem Hintergrund von Karens komplexer traumatischer Geschichte und ihrer starken Leistungsängste war das traditionelle EMDR für sie zu heftig. Bei *Natural Flow EMDR* blieb sie hingegen sowohl während als auch nach den Sitzungen geerdet. Mit langsamen, sanften Augenbewegungen und dem Bewusstsein, sich im Augenblick geerdet zu fühlen, war Karen in der Lage, die Traumata aus ihrer Kindheit und ihrer Zeit auf dem Eis in ihrem Nervensystem zu lösen.

Sportler sind großartige Klienten, weil sie an die Therapiearbeit mit dem gleichen Eifer herangehen wie an ihren Sport. Karen war voll in das *Natural Flow EMDR* „eingestiegen". Die Ergebnisse waren hervorragend. Es gab jedoch eine Ausnahme – sie schaffte immer noch nicht den dreifachen Rittberger. Dieser Sprung gehörte bei einem ihrer beiden Programme zum Pflichtteil, und egal, was sie versuchte, sie „verpatzte" ihn weiterhin, indem sie nach nur zwei statt drei Umdrehungen landete. Dieser Sprung war eine Leistungsblockade, die geblieben war, und es war eine entscheidende Blockade. Alle Techniken, die ihre Hemmungen und Ängste beim Aufwärmen und bei Wettbewerben erfolgreich gelöst hatten, vermochten die Blockade bei ihrem dreifachen Rittberger nicht zu durchbrechen.

Eines Tages leitete ich Karen dazu an, sich vor ihrem geistigen Auge sowohl vorzustellen und anzusehen als auch zu fühlen, wie sie einen dreifachen Rittberger in Zeitlupe machte, und dann das Bild beim Sprung genau in dem Moment einzufrieren, in dem sie das Gefühl hatte, aus dem Gleichgewicht zu geraten. Sie folgte meiner Anweisung und spürte eine Verspannung im Rumpf und in den Beinen. Während sie diese Verspannung im Bewusstsein hielt, setzte ich meine Natural-Flow-Technik ein, wobei sie mit dem Blick meinen Fingern folgte, die ich langsam und behutsam in ihrem Gesichtsfeld hin und her bewegte. Karen sagte, dass sie sich „festgefahren" fühle, aber wir machten weiter.

Nach etwa einer Minute, als ich meine Finger gerade an ihrem Nasenrücken vorbei führte, „flatterten" ihre Augenlider sehr stark und ihr Blick erstarrte dann an dieser Stelle. Meine Hand hielt an dieser Stelle ebenfalls wie erstarrt inne. Es war, als hätte jemand mein Handgelenk gepackt und festgehalten!

Die nächsten zehn Minuten blieben Karens Augen starr auf meine bewegungslosen Finger gerichtet. Sie berichtete von einer Flut von Bildern und körperlichen Empfindungen, die scheinbar aus dem Nichts gekommen waren. Sie beobachtete mit weit aufgerissenen Augen, wie Traumata, die während des ganzen Jahres ihrer intensiven Therapie nicht zum Vorschein gekommen waren, jetzt auftauchten und vorbeirasten. Karen arbeitete sich schnell durch die Erinnerungen, eine nach der anderen. Sie erlebte die Geräusche und Bilder von Familienstreitigkeiten, Verletzungen und Krankheiten in der Kindheit und den Tod einer Großmutter noch einmal, wobei alle dieser Bilder aufflackerten, an ihr vorbeizogen und wieder zu verschwinden schienen.

Was meine Aufmerksamkeit jedoch am meisten erregte, waren die Erinnerungen an Traumata, von denen ich dachte, sie seien bereits ganz gelöst worden. Jetzt traten sie wieder zutage und wurden anscheinend auf einer *tieferen* Ebene verarbeitet und gelöst. Ich hatte so etwas in meiner 25-jährigen Praxis noch nie erlebt.

Nach zehn Minuten ebbte der Sturzbach allmählich ab und die Starre der Augen und das Flackern verschwanden. Wir nahmen die Augenbewegungen wieder auf und die Sitzung schien so zu enden, wie alle anderen geendet hatten. Karens Reaktion war so unverhofft und so verwirrend für uns beide gewesen, dass keiner von uns etwas dazu sagte.

Am nächsten Morgen rief Karen mich aufgeregt von ihrem Training in der Eissporthalle an, um zu berichten, dass sie den dreifachen Rittberger geschafft hatte, ohne jedes Problem, und mehrfach, immer wieder! Mir war sofort klar, dass in der Sitzung am Vortag etwas Neues geschehen war. Ich fragte mich, ob ich einen Durchbruch erlebt hatte, der über meine Arbeit mit Karen hinausging.

Jeden Klienten, der an diesem Tag zu mir kam, beobachtete ich nunmehr sehr genau, während ich langsam seinen Augen durch sein

Gesichtsfeld folgte. Jedes Mal, wenn ich eine Auffälligkeit in den Augen erspähte, hielt ich meine Handbewegung an, sodass sie auf meine reglose Hand blickten. Dann beobachtete ich und wartete. Buchstäblich jedes Mal veränderte sich der Prozess. Bei manchen Klienten vertiefte er sich, bei anderen beschleunigte er sich.

Einige Klienten schienen nicht zu bemerken, dass ich die Technik änderte, und machten einfach mit. Andere fragten mich, was ich da machte. Aber das Feedback, das ich von allen bekam, war einfach überzeugend. Ich hörte Kommentare wie: „Hey, das fühlt sich anders an." – „Das fühlt sich viel tiefgreifender an." Und: „Ich spüre es in meinem ganzen Hinterkopf." Zu meiner großen Überraschung schien dieser Ansatz sogar noch wirksamer zu sein als der, den ich bereits angewendet hatte. Der integrative Ansatz des *Natural Flow EMDR*, den ich bis dahin angewendet hatte, war schon sehr erfolgreich gewesen; daher war die Entdeckung von etwas, was noch erheblich wirksamer war, ein folgenreicher Moment. Das war die „Geburtsstunde" von Brainspotting.

***

Da ich als Therapeut in Fachkreisen weithin bekannt war, handelte es sich bei fast der Hälfte der von mir behandelten Fälle um Therapeuten und Therapeutinnen, von denen viele EMDR praktizierten. Als ich meine neue Technik bei ihnen ausprobierte, war mir ihr Interesse somit sicher. Als sie sowohl die Kraft als auch die Neuartigkeit dieses *eye gaze*, dieses „Augen-Blicks" erlebten, bestürmten sie mich mit Fragen. „Was ist das?" – „Wie sind Sie darauf gestoßen?" – „Welche Ergebnisse erzielen Sie damit?" – Die Fragen kamen aus allen Ecken. Ich beantwortete sie, indem ich meine Erfahrung mit Karen beschrieb. Die meisten Kliniker sind in der Regel neugierig und experimentell orientiert und meine Klienten, die Therapeuten waren, nahmen meine neue Technik mit in ihre Praxis und berichteten mir von den Erfahrungen, die sie damit gemacht hatten. Aufgeregt erzählten sie mir von Durchbrüchen und unerwarteten Veränderungen, die sie erlebt hatten, sogar bei Klienten, die bis dahin eher unempfänglich für ihre Therapie gewesen waren.

Unterdessen wendete ich meine neue Methode weiter bei meinen eigenen Klienten an. Nach einem Monat hatte ich durch meine eigene Arbeit und die Erfahrungen vieler anderer Therapeuten sehr viele Einzelberichte über das Potenzial und Wirksamkeit meines neuen Ansatzes zusammengetragen.

Man begann mich zu fragen: „Wie nennen Sie das …?", und ich hatte keine Antwort darauf. Mir gingen zahllose mögliche Namen durch den Kopf ... Als ich eines Tages von Long Island, wo ich wohne, zu meiner Praxis nach Manhattan fuhr, kam mir schließlich die Idee: *Brainspotting*. In den darauffolgenden Monaten wendete ich meine neue Methode immer häufiger an, ebenso wie eine wachsende Anzahl meiner Kollegen und Kolleginnen. Sie fragten mich, ob ich ein Brainspotting-Training entwickeln würde, was ich zu diesem Zeitpunkt jedoch noch für verfrüht hielt. Ich war nach wie vor mit der Untersuchung der Vielzahl der Reaktionen meiner Klienten beschäftigt, die ich beobachtete.

Da Brainspotting die Klienten so fokussierte, dass eine tiefere Heilung erzielt wurde, öffnete es gleichzeitig neue Türen für potenzielle Erforschung. Die Technik war einfach, aber die Reaktion war komplex. Ich entdeckte auch, dass das Flattern und Erstarren der Augen nicht die einzigen Reflexe waren, die anzeigten, dass tief im Gehirn Traumata gespeichert waren. Ich beobachtete noch viele andere Reaktionen, wenn ich meine Handbewegung stoppte, etwa starkes oder vermehrtes Blinzeln, eine Erweiterung und Verengung der Augen. Jeder Reflex des Gesichtes (oder letztlich des Körpers) schien sich zu manifestieren, wenn die Augen an eine Stelle kamen, die relevant war. Ich experimentierte, indem ich meine Hand anhielt, wenn ich ein Husten, ein tiefes Ein- oder Ausatmen, starkes Schlucken, Lecken der Lippen, Neigen des Kopfes, ein Schnauben oder eine Veränderung im Gesichtsausdruck beobachtete.

Jedes Mal schien der Prozess sich merklich zu verändern. Was der Klient auch immer erlebte, veränderte sich. Bilder und Erinnerungen kamen immer schneller. Emotionen und körperliche Erfahrungen gingen tiefer und wechselten schneller und leichter. Klienten konnten den Prozess sogar selbst beobachten, während sie sich darin befanden. Es war faszinierend und ist es immer noch.

Wenn ich im Gesichtsfeld der Klienten nach den Reflexmarkern suchte, merkte ich, welch feines Gespür und Geschick erforderlich waren, um ihnen zu helfen, diese Stellen zu finden und sie festzuhalten. Es war wie ein Tanz der Verbundenheit und Abstimmung zwischen Klient und Therapeut, jedenfalls weitaus mehr als ein mechanischer Prozess. Klienten fragten mich oft, woher ich wisse, dass ich meine Hand dort anzuhalten hatte, wo ich sie anhielt. Wenn ich sie fragte, ob sie eine Idee hätten, warum ich sie anhielt, schienen sie oft keine Ahnung zu haben – nicht einmal, wenn es ihr eigenes Kopfnicken war, das mich veranlasst hatte, meine Hand anzuhalten! *Ich spürte, dass das Reflexsystem der Klienten mich an Schlüsselpunkten in ihrem Gesichtsfeld auf etwas Bestimmtes hinwies.*

***

Mit der Zeit rückte die Frage der Praxistauglichkeit dieser Methode in den Fokus, da es mir zunehmend schwerfiel, eine Sitzung nach der anderen meine Hand längere Zeit in derselben Position ausgestreckt hochzuhalten. Ich probierte etliche Techniken aus, wie ich die Hand hochhalten konnte, etwa mit Abstützen des Ellenbogens auf einem tragbaren Tisch, aber nichts funktionierte richtig.

Dieses Problem hatte ich auch im Hinterkopf, als ich eines Tages meine Mutter zu Hause in Elmhurst (Queens) besuchte, wo ich aufgewachsen war. Mein Vater war 16 Jahre zuvor an Nierenkrebs gestorben und meine Mutter hatte seinen Schreibtisch seither nicht angerührt, sondern so stehen lassen, wie mein Vater ihn zurückgelassen hatte. Als ich an seinem Schreibtisch saß, blickte ich gedankenverloren ich auf seine Stifte, Papiere und Büroklammern.

Erinnerungen stiegen in mir auf, wie Vater immer an seinem Schreibtisch gesessen und eine seiner zahllosen Reden über jüdische Angelegenheiten vorbereitet hatte. Er war als Vortragsredner sowohl im Inland als auch im Ausland unterwegs und durch seine Reisen waren meine Schwester und ich in unserer Kindheit und Jugend immer wieder in ferne Länder gekommen, wenn wir ihn mit der ganzen Familie begleitet hatten. Gedankenversunken zog ich seine Schubladen auf, sah hinein und wurde von Erinnerungen überflutet. Die letzte Schublade war leer, bis auf einen Gegenstand – es war ein zusammenschiebbarer silberner Zeigestock, ein Teleskop-Zeigestab.

„Das ist es!", dachte ich. Ich steckte den Zeigestab in meine Hemdtasche. Aus irgendeinem Grund beschloss ist, bevor ich ging, auch den Filzhut meines Vaters mitzunehmen, der seit Jahren im Kleiderschrank gelegen hatte. Mein Kopf war voller Ideen.

In meiner ersten Sitzung am nächsten Tag war Stan mein Klient, ein Mann in den Fünfzigern mit Redeangst, die bis in seine Kindheit zurückging. Ihm grauste vor einer bevorstehenden Präsentation in der Firma, in der er leitender Angestellter war. Stan dachte an seine letzte Rede zurück, bei der er wie erstarrt war und eine eher suboptimale Leistung gebracht hatte. Diese Erinnerung ließ, zusammen mit dem unguten Vorgefühl, seinen Angstpegel in die Höhe schnellen. Sein Magen zog sich zusammen und sein Herz pochte vor Aufregung.

Ich nahm den Zeigestab hervor, fuhr ihn ganz aus und bewegte ihn langsam in seinem Gesichtsfeld. Als ich den Zeigestab durch die linke Hälfte seines Gesichtsfeldes bewegte, sah ich nur, dass er einige Male unmerklich mit den Augen blinzelte, verbunden mit leichten Veränderungen im Gesichtsausdruck. Als ich den Zeigestab dann zu seinem rechten Gesichtsfeld weiterbewegte, begann er, schneller zu atmen, und drohte aus der Fassung zu geraten. Ich hielt den Zeigestab dann ruhig, genau an dem reflexauslösenden Punkt, und leitete ihn an, seinen inneren Prozess aufmerksam zu beobachten.

Eine Serie von Erinnerungen, von Traumata aus der Grundschule bis zum College, brach regelrecht aus ihm hervor. Er starrte auf den Zeigestab, als würde er ein Leben voller Misserfolge und Demütigungen in sich bergen. Seine physische Anspannung ließ schließlich für eine Weile nach, pendelte sich auf einem bestimmten Niveau ein, um letztlich wieder in die Höhe zu schießen. Er zuckte zusammen und wich schreckhaft zurück, als er vor seinem geistigen Auge eine große Hand von rechts auf sich zukommen sah: „Was zum Teufel …?", stieß er hervor. Dann sah er einen dreijährigen Jungen, der allein in der Küche stand und weinte. „Das bin ich", sagte er. Dann hörte er die Stimme seiner Mutter, die ihn beschimpfte: „Du bist ein böser Junge! Warum kannst du nichts richtig machen?" Er sah, wie der Junge zu antworten versuchte und seine Mutter gleich konterte: „Genug! Du hast deiner Mutter keine Widerworte zu geben!" Sie schlug ihm ins Gesicht – von rechts nach links.

Tränen liefen dem erwachsenen Stan übers Gesicht. Während seine Augen gebannt auf die Spitze des Zeigestabs blickten, schaute er sich eine Reihe von frühen Erinnerungen an, die vor seinem geistigen Auge abliefen – Erinnerungen daran, wie er durch die explosionsartigen Beschimpfungen und Misshandlungen vonseiten der Mutter in Angst und Schrecken versetzt worden war, die völlig unerwartet, wie aus dem Nichts, immer wieder über ihn hereingebrochen waren, wenn sein Vater nicht da war. Nach und nach wurden die Bilder langsamer und verblassten.

Dann bat ich ihn, noch einmal über seine letzte Präsentation in der Firma nachzudenken, und er erkannte, dass sie nicht solch ein Misserfolg gewesen war, wie er geglaubt hatte. Danach forderte ich ihn auf, an den bevorstehenden Vortrag zu denken. Er sagte: „Meine Angst ist immer noch da, sie ist aber geringer geworden. Ich glaube, ich packe das."

Ich nahm den Zeigestab herunter und wir unterhielten uns die letzten zehn Minuten der Sitzung miteinander. Stan war erstaunt, da er noch nie die Verbindung zwischen seiner Redeangst als Erwachsener und der Tatsache hergestellt hatte, dass seine Mutter ihn so oft in

Angst und Schrecken versetzt hatte. Noch bemerkenswerter fand er, dass er sich auf der rechten Seite immer verwundbarer fühlte – da, wo seine Mutter ihn immer geschlagen hatte. Er hob die Hand, legte sie auf seine rechte Wange und sagte: „Ich habe es jetzt sogar auf meinem Gesicht gespürt." Und er verabschiedete sich aus der Sitzung mit den Worten: „Vielleicht muss die Vergangenheit kein Prolog, kein Auftakt sein."

Den Zeigestab setzte ich für den Rest des Tages weiter ein und merkte, dass ich damit einen bequemen Weg gefunden hatte, meinen Klienten zu helfen, ihre Augenpositionen zu finden und zu halten. Die Klienten schienen von der silbernen Spitze, die nun meinen Finger ersetzte, regelrecht hypnotisiert zu sein.

Seither hat jeder Teilnehmer eines Brainspotting-Trainings einen Zeigestab erhalten. Er gehört in den Vereinigten Staaten und auf der ganzen Welt zur unverzichtbaren Ausrüstung eines jeden „Brainspotters". Ich hätte mir nie vorgestellt, dass ich genau wie mein Vater auch einmal ein international gefragter Referent sein würde. Mein Vater hatte seinen Zeigestab rund im Globus mitgenommen, wohin er auch immer gereist war, um Vorträge zu halten. Jetzt habe ich ihn bei all meinen Auslandsreisen zu Vorträgen immer bei mir. Danke, Dad!

Kapitel 2

Das „Äußere Fenster"

Die Hinweise von Reflexen beachten und verstehen

In den ersten sechs Monaten nach meiner ursprünglichen Entdeckung bestand das Brainspotting, wie es von mir und den Therapeuten praktiziert wurde, die es bei mir gelernt hatten, nur darin, sogenannte „Brainspots" zu suchen, indem wir auf Hinweise von Reflexen der Klienten bei verschiedenen Augenpositionen achteten. Wenn ich das Gesichtsfeld von Klienten „scannte" und darauf wartete, dass sich Reflexe zeigten, begannen schließlich einige Klienten, mich von sich aus darauf hinzuweisen, wo ich hinzugehen hätte. Einer sagte zum Beispiel: „Gehen Sie zurück. Sie sind schon vorbeigegangen." Und ein anderer sagte: „Es ist weiter links."

Während ich *von außen* nach Aktivierungspunkten Ausschau hielt, spürten sie die Aktivierung *im Inneren.* Mit anderen Worten, die Klienten merkten, dass bei verschiedenen Augenpositionen, bei denen ich *keine* Reflexreaktion festgestellt hatte, stärkere Empfindungen in ihrem Körper auftraten. Ich erkannte, dass es somit einen zweiten Weg gab, um jenseits von äußerlich sichtbaren Hinweisen in Form von Reflexen die entsprechenden Augenpositionen (oder Brainspots) zu finden. Ein zweiter Weg von Brainspotting zeichnete sich also ab, kurz nachdem ich den ersten entdeckt hatte.

Da ich nun mit zwei Möglichkeiten ausgestattet war, Brainspots zu finden, stand ich vor der Notwendigkeit, ihnen unterschiedliche

Namen zu geben. Wir alle kennen das Zitat aus Shakespeares *Sommernachtstraum*: „Die Augen sind das Fenster zur Seele." In Anlehnung daran nannte ich die ursprüngliche Methode, bei der der Therapeut dem Klienten in die Augen schaut und Hinweise durch Reflexe bekommt, *Outside Window Brainspotting* also Brainspotting durch das äußere Fenster oder kurz „Äußeres Fenster". Die zweite Methode, bei der der Klient von innen her „sieht" und mir, dem Therapeuten, sagt, wo die entsprechende Augenposition liegt, nannte ich *Inside Window Brainspotting,* also „Inneres Fenster".

Dieses Kapitel beschreibt die Aspekte und Varianten des „Äußeren Fensters" und Kapitel 3 wird auf das „Innere Fenster" im Einzelnen eingehen.

***

Die erste Frage, die die meisten stellen, wenn ich sie in Brainspotting mit dem Äußeren Fenster einführe, lautet: „Wie können Reflexe Ihnen sagen, wo es irgendetwas Psychisches zu finden gibt?" Das ist eine gute Frage, weil Reflexe bei allen niederen Spezies zu finden sind. Beim Menschen sind manche Reflexe so primitiv, dass es reine spinale Reflexe sind, bei denen nicht einmal der Hirnstamm involviert ist. Der Patellarsehnenreflex (Kniesehnenreflex) ist ein solches Beispiel: Der Reiz vom Knie wandert zum Vorderhorn im Rückenmark, dann wandert er zurück zum Knie und führt zu der Reaktion, wonach der Unterschenkel hochschnellt, ohne dass das Gehirn überhaupt involviert war. Dieser Ablauf ist so primitiv, dass nur eine einzige Synapse des Nervensystems dabei im Spiel ist.

Es gibt praktisch zahllose Reflexe im menschlichen System und sie alle haben auf diese oder jene Weise etwas mit unserem Überleben zu tun. Deshalb leuchtet der Arzt dem Patienten mit einer Lampe in die Augen, um zu sehen, ob eine Gehirnverletzung vorliegt. Unsere Überlebensinstinkte sind es, die dafür sorgen, dass wir hier sind und hier bleiben. Sie treiben uns an und formen uns. Unser Rückzugsreflex lässt uns augenblicklich vor den realen und sprichwörtlichen heißen Eisen in unserer Umwelt zurückschrecken. Unser Atemreflex sorgt dafür, dass unsere Zellen stetig mit Sauerstoff versorgt werden und Kohlendioxid aus unserem Körper ausgeschieden wird. Die Überlebensinstinkte sind so unglaublich stark, dass – wenn Therapeuten im Äußeren Fenster nach Reflexmarkern oder Spots suchen – es so ist, als würden diese Spots sich aus dem tiefen Unbewussten des Gehirns und Körpers zeigen, wo Geheimnisse im Gehirn und vielleicht in der Wirbelsäule gespeichert sind.

Weisen diese Reaktionen darauf hin, dass der Sitz dessen, was uns zu dem macht, der wir sind, was also unser Selbst bestimmt, unsere Basisreflexe sind? Sind wir nicht komplexer als das? Nun, wir gehören zum Tierreich und wir *sind* tatsächlich unser Körper. Das Gehirn ist ein Körperteil, wenn auch ein unendlich komplexer.

Das menschliche Gehirn kann auf verschiedene Weise unterteilt werden, je nachdem, wie man es betrachtet. Den meisten von uns ist die Unterteilung zwischen der linken (denkenden, rationalen) Gehirnhälfte und der rechten (fühlenden, emotionalen) Gehirnhälfte vertraut. Weniger bekannt ist vielen vermutlich die *Dreiteilung* des Gehirns, die Unterteilung von vorne nach hinten: Vorne liegt der Neocortex (die Großhirnrinde) oder der denkende Teil des Gehirns, der bei allen Primaten zu finden, beim Menschen aber am weitesten entwickelt ist. In der Mitte ist das Zwischenhirn oder limbische System, der emotionale Teil des Gehirns, der bei allen Säugetieren zu finden ist. Hinten liegt das Hinterhirn, das den Hirnstamm oder das Reptiliengehirn enthält, wegen seiner Primitivität so genannt.

Dieses Hinterhirn geht direkt in die obere Wirbelsäule über, die uns mit einem Körpersystem verbindet, das sowohl primitiv als auch hochkomplex ist. Nach 37 Jahren als Therapeut habe ich gelernt, dass es sich bei psychischen Prozessen um ein wundervolles wechselseitiges Zusammenspiel zwischen unserer inneren und äußeren Umwelt handelt. Unser unbewusstes Gehirn reagiert mit einer Schnelligkeit, der unser bewusstes, denkendes Gehirn bestenfalls nur folgen und die es mit Sicherheit nicht steuern kann. Unsere rechte

Gehirnhemisphäre, die frei und ungebunden von Gedanken und Sprache ist, kann uns indes mit großer, gut abgestimmter intuitiver Weisheit leiten. Wenn Sie Ihre rechte Gehirnhälfte ignorieren, tun Sie das auf eigene Gefahr!

Insofern ist es nicht zu weit hergeholt, die Auffassung zu vertreten, dass unsere Reflexe, unsere Überlebensinstinkte, die Basis dessen sind, wer wir sind, was wir sind und was wir tun. Glauben Sie *nicht*, dass ein Lächeln oder ein Stirnrunzeln oder ein Gesichtsausdruck von seinem Ursprung her ein Reflex ist? Oder denken Sie, dass es sich bei einer Mutter, die ihrem Neugeborenen in die Augen schaut, während der Säugling in ihre Augen zurückschaut, *nicht* um eine Urreaktion handelt? Wir stehen noch am Anfang unserer Untersuchung dieser Überlebensphänomene, die mit immer ausgeklügelteren Gehirnscans und mithilfe der Analysen von Megacomputern durchgeführt werden. Und ich bin der Überzeugung, dass ebendiese Phänomene auch der Schlüssel dafür sind, Traumata, die in unserem Körper gespeichert sind, zu finden und zu lösen. Wenn das Gehirn sich selbst scannt, um aufzuspüren, wo es Traumata festhält, sind es diese Hinweise durch Reflexe, die dem Gehirn – und uns – sagen, dass es etwas Wichtiges gefunden hat.

***

Hier möchte ich nun erklären, wie der grundlegende Prozess des Brainspotting durch das „Äußere Fenster“ abläuft und wie er zu wirken scheint.

Eine Brainspotting-Sitzung beginnt damit, …

… dass der Therapeut den Klienten fragt, woran er arbeiten möchte, und dann feststellt, ob der Klient in Bezug auf dieses Thema „aktiviert“ ist. Nach Reflexreaktionen bei jemandem zu suchen, der für ein Thema aktiviert oder fokussiert ist, das bringt andere Ergebnisse, als bei jemandem nach diesen

Reaktionen zu suchen, der *nicht* aktiviert ist. Das Gehirn sieht in „ruhendem“ Zustand ganz anders aus, als wenn es aktiviert ist. Der Klient muss also aktiviert sein, damit Brainspotting funktionieren kann.

Der Begriff der *Aktivierung* ist bei Brainspotting bewusst gewählt worden. Während andere Therapeuten eher dazu neigen, von *Störungen* oder *Belastungen* zu sprechen, bevorzuge ich den Begriff *Aktivierung*, da er allgemeiner und umfassender ist. In der Therapie ist es nicht außergewöhnlich, dass Begriffe verwendet werden, die die Essenz der inneren Erfahrung nicht erfassen. Ich habe den Begriff *Aktivierung* gewählt, um wiederzugeben, wie wir sowohl Emotionen als auch körperliche Empfindungen wahrnehmen. Für mich ist die Aktivierung der Spiegel, der widerspiegelt, was wir in unserem Gehirn und unserem Körper fühlen, und der beim Brainspotting von entscheidender Bedeutung ist.

Bei manchen Menschen kommen und gehen Probleme und Symptome, während sie bei anderen ständig präsent sind. Wenn ein Klient an einer Phobie oder einem Trauma oder unter einem Beziehungsproblem leidet, mag er dem Problem bisweilen erfolgreich entkommen, möglicherweise trägt er es aber auch ständig mit sich. Sie denken vielleicht, dass Menschen, die zu einer Therapie gehen, die meiste Zeit gestresst seien. Probleme können jedoch nicht nur dazu führen, dass ein Mensch *zu viel* empfindet (hyper…), sondern auch dazu, dass er *zu wenig* empfindet (hypo…). Manche Menschen stecken im „Hyper“ fest, andere im „Hypo“ und wiederum andere wechseln zwischen beidem hin und her.

Wenn Sie jemals Menschen unmittelbar nach einem Autounfall erlebt haben, ist ihnen vielleicht aufgefallen, wie verschlossen sie erschienen, dass sie sozusagen „dichtgemacht“ haben. Sie sind dann nicht „ruhig“ – sie stehen unter Schock. Ein anderer Ausdruck für diesen Zustand des „Dichtmachens“ ist *Dissoziation*; das heißt, dass man von seinen Emotionen oder körperlichen Gefühlen völlig abgeschnitten ist. Die Dissoziation ist ein tiefer unbewusster

Überlebensmechanismus, der angesichts einer überwältigenden Erfahrung ausgelöst wird. Menschen, die in ihrem Leben wiederholt Traumata erlebt haben, neigen – insbesondere, wenn dies seit der Kindheit der Fall war – dazu, eine „Unterreaktion" mit gelegentlichen Zusammenbrüchen und starken emotionalen Ausbrüchen zu kombinieren.

> Wenn ein Klient in Bezug auf ein Thema noch nicht aktiviert ist, leitet der Therapeut ihn an, „nach innen, in sich hineinzugehen und alles zu tun, was Sie tun müssen, um sich zu aktivieren".
>
> Der nächste Schritt besteht darin, die Intensität der Aktivierung, also der emotionalen Belastung, numerisch zu bewerten.

Dazu verwenden wir eine Skala mit dem englischen Namen *Subjective Units of Disturbance Scale* (SUDS), die ich dem EMDR entlehnt habe. Diese gestufte Belastungsskala wurde 1969 von dem renommierten Behavioristen Joseph Wolpe entwickelt. Wie in Kapitel 1 bereits dargelegt, wird anhand dieser Skala der Grad der psychischen Belastung bewertet (bei Brainspotting sprechen wir vom „Grad der Aktivierung"), und zwar mit Werten zwischen zehn, dem höchsten Wert, und null (neutral, keine Aktivierung).

Die SUD-Skala wird auch bei anderen Ansätzen wirksam genutzt, nicht nur, um zu bewerten, wo der Klient am Anfang steht, sondern auch, um seine Fortschritte während des Prozesses zu verfolgen, bis er am Ende (hoffentlich) den Nullpunkt erreicht. Vielen Klinikern, insbesondere psychodynamisch orientierten Therapeuten, die mit weniger strukturierten Prozessen arbeiten, erscheint eine Bewertungsskala merkwürdig und sogar „anti-intuitiv". Sie ist jedoch ein sehr wertvolles Instrument, das die auf Rechnen orientierten Teile des Gehirns in den Prozess mit einbezieht. Sie bezieht auch das Konzept der vollständigen Lösung mit ein, das in weiten Teilen der Welt der Psychotherapie fremd ist.

Nachdem der SUDS-Grad ermittelt worden ist, wendet sich der Brainspotting-Therapeut direkt den somatischen Prozessen zu. *Somatisch* bedeutet so viel wie körperbezogen. Wir fragen also *nicht* nach Kognitionen, Überzeugungen oder Emotionen. Warum nicht? Weil es uns darum geht, den Klienten tief in sein Körper-Gehirn-System eintauchen zu lassen, weit weg von jeder Analyse, jedem Gedanken und sogar der Sprache. Was im Körper ist, das ist im Gehirn, und was im Gehirn ist, das ist im Körper. Der Körper und das Gehirn sind miteinander verbunden und unzertrennlich. Brainspotting-Therapeuten sehen die Körpererfahrung als eine Form von Gehirnscan, das heißt, wenn ein Mensch sich auf seinen Körper fokussiert, hat er auch Zugang zu seiner Gehirnaktivität und konzentriert sich darauf.

> Wir fragen den Klienten: „Wo fühlen Sie die Aktivierung in Ihrem Körper jetzt?"
>
> Dieses „jetzt" ist wichtig, weil wir möchten, dass der Klient sich auf das Hier und Jetzt, auf diesen Moment einlässt und weil wir ihn darin erden möchten. Das Problem besteht in diesem Moment und die Aktivierung findet in diesem Moment statt, genau wie der Heilungsprozess. Was auch immer der Klient darauf antwortet, wir akzeptieren es, ohne es zu hinterfragen.

Die Körperaktivierung wird oft im Kopf, in der Kehle, in der Brust, im Herzen, im Magen oder im Rücken gefühlt. Interessant ist, dass alle diese Bereiche voller Neuronen sind, denn in diesen Körperregionen befinden sich das Gehirn (natürlich!), die Wirbelsäule und das enterische Nervensystem, das heißt, das lokale Nervensystem des Verdauungsapparates (Darmnervensystem) – schließlich wird der Bauch mit seinem „Bauchgefühl" auch als das zweite Gehirn bezeichnet.

Nachdem wir die Schritte der Aktivierung, der Ermittlung des SUDS-Grades und der Identifizierung der somatischen (Körper-)

Erfahrungen absolviert haben, sind wir so weit, den Brainspot zu suchen:

> ***Lokalisieren von Brainspots***
>
> Beim Äußeren-Fenster-Brainspotting bewegt der Therapeut seinen Zeigefinger auf Augenhöhe langsam quer durch das Gesichtsfeld des Klienten, wobei er entweder links oder rechts beginnt. Ich bezeichne diesen Vorgang als „Lokalisieren von Brainspots". Dabei beobachten wir die Augen, das Gesicht und so weit wie möglich den Körper des Klienten. Jeder Reflex zählt, egal, ob subtil oder ausgeprägt.

Das Lokalisieren von Brainspots ist alles andere als „exakte Wissenschaft". Ich habe festgestellt, dass zwar *alle* Brainspots für Heilung zu funktionieren scheinen, dass aber manche im Vergleich zu anderen einen *direkteren* Zugang zu den Kernproblemen gewähren. Ebenso habe ich auch festgestellt, dass selbst kleinste Hinweise, wie etwa ein angedeutetes Blinzeln, das ich als „Baby-Blinzeln" bezeichne, bedeutsam sein können. Es gibt unzählige Reflexe und wie ich in Kapitel 1 beschrieben habe, kann ein Verengen oder Zusammenkneifen der Augen, ein Aufreißen der Augen, ein Zusammenziehen der Augenbrauen, ein Neigen des Kopfes, ein Hochziehen der Augenbrauen, ein Auf-die-Lippen-Beißen, ein Lecken der Lippen, Schnauben, Zucken des Gesichts, Husten, Niesen oder Schlucken dazugehören. Pokerspieler bezeichnen diese Reflexe als *tells*, verräterische Signale, weil sie Versuche eines Gegenspielers, einen Bluff oder eine starke Hand zu verbergen, verraten können. Dem Therapeuten offenbaren solche *tells* Informationen, die im Gehirn festgehalten und im Körper widergespiegelt werden und die den Fokus für den Heilungsprozess vorgeben können.

Das Blinzeln ist *der* allgegenwärtige Reflex, den wir an den Augen beobachten. Der Vorgang des Blinzelns scheint komplexer zu sein, als Sie vielleicht denken, auch wenn dabei nur ein einfacher neuronaler Schaltkreis involviert ist. Zu dem Zusammenhang zwischen Blinzeln und Brainspotting habe ich folgende Theorie: Wenn wir blinzeln, schließen wir die Augen, für einen aus unserer Sicht winzigen Augenblick. Aspekte des Gehirns sind jedoch zeitlos und deshalb erleben sie dieses Abschalten des visuellen Inputs als eine wichtige Pause. Dieses Abschalten stellt eine Veränderung des Gehirnzustandes dar, in dem alle Bilder generiert werden. Wenn das Blinzeln endet und die Augen wieder geöffnet werden, setzt der visuelle Input wieder ein und es folgt eine weitere Veränderung des Gehirnzustandes. All dies geschieht in einem scheinbar kurzen Ablauf, was darauf schließen lässt, dass kein einziges Blinzeln unbedeutend oder willkürlich ist. Und jedes Blinzeln kann den Therapeuten darauf hinweisen, dass es im Gesichtsfeld eines Klienten, der aktiviert ist, einen Brainspot gibt. Dort ist etwas, und es kommt hervor, wenn wir aufmerksam innehalten und geduldig darauf warten.

> Sobald wir die Stelle des Reflexes oder des Äußeren-Fenster-Brainspots identifiziert haben, leiten wir den Klienten an, seinen inneren Prozess aufmerksam zu beobachten, wo immer er auch hinführt. Wir ermuntern ihn, neugierig und offen zu sein, und legen ihm nahe, keinerlei Erwartungen zu haben.

Ich sage dann oft: „Sehen Sie sich an, was als Nächstes kommt – und was *danach* als Nächstes kommt und was *dann* folgt. Versuchen Sie nicht, den Prozess zu steuern, und versuchen Sie nicht, ihn zu fokussieren oder aufzuhalten. Vertrauen Sie Ihrem Instinkt!" Manche Klienten gehen ganz natürlich an diesen Prozess heran; bei anderen ist hingegen eine Lernkurve festzustellen und es dauert vielleicht etwas länger, bis sie sich an den Prozess gewöhnt haben.

Ich bezeichne diese Form der Verarbeitung als *fokussierte Achtsamkeit*, weil sie bei jemandem, der auf zahlreichen Ebenen um ein Problem herum aktiviert ist, Achtsamkeit weckt. Nach meinem Dafürhalten leitet sie das bewusste, denkende, beobachtende Gehirn an, den Aktivitäten des *tieferen* Gehirns zu folgen. Diese „Reise“, die Verarbeitung durch fokussierte Achtsamkeit, kann Gedanken oder bewusste Erinnerungen mit einschließen oder ganz aus körperlichen Empfindungen bestehen, die sich ständig von einem Teil des Körpers zu einem anderen verlagern. Manchmal verlagern sie sich sprunghaft mit einer „Wahnsinnsgeschwindigkeit“ von einer Stelle zur anderen; ein andermal scheint alles in Zeitlupe abzulaufen.

Ob die Informationen, die auftauchen, verständlich sind oder nicht, scheint nicht der Punkt zu sein. Die „Reise“ erfolgt sequenziell, wenngleich es oft rätselhaft ist, warum eine Sache auf eine andere folgt. Ich vermute, dass wir dabei einer schnellen synaptischen, neuroplastischen Reise über unzählige verschlungene neuronale Pfade hinunter zuschauen. Mit anderen Worten, wir beobachten und sind Zeuge, wie unser Gehirn sich selbst heilt.

Wie können wir erkennen, dass tatsächlich Heilung stattfindet? Wenn wir zu unserem Ausgangspunkt zurückgehen – zu dem Problem, das wir gewählt haben, und dem damit verbundenen SUDS-Grad –, ist fast immer offensichtlich, dass eine Veränderung stattgefunden hat. Mitunter ist die Veränderung subtil, ein andermal dramatisch. Der SUDS-Grad verringert sich in der Regel – manchmal um *einen* Punkt, manchmal mehr. Die Aktivierung kann zunehmen – das ist aber kein Problem. Es bedeutet nur, dass die Dinge in Bewegung sind und sich verändern; der Schleier der Dissoziation lüftet sich vielleicht. Aber selbst, wenn keine *quantifizierbare* Veränderung festzustellen ist, beobachten wir eine *qualitative* Veränderung. Ängste können sich in Wut oder Traurigkeit verwandelt haben, wie ein emotionaler Zustand dem anderen weicht. Wenn wir das Gehirn herausfordern, mobilisieren wir es, und das heißt, wir verändern es.

Als Beispiel einer solchen Verarbeitung stelle ich hier Stuart vor, einen jungen Mann von 25 Jahren.

Zum Beispiel: Stuart

Dieser Klient kam wegen einer Panikstörung zu mir. Wir konzentrierten uns auf seine Erinnerung an seine Schulphobie. Der SUDS-Grad lag bei acht, als wir begannen, und er fühlte die Aktivierung in seiner Brust und in seinem Bauch. Der Äußere-Fenster-Brainspot lag links von ihm; ich fand ihn aufgrund von Stuarts starkem Blinzeln und heftigem Schlucken. Stuart schaute mit starrem Blick unverwandt auf die Spitze des Zeigestabs.

„Ich sehe mich selbst weinend in einer Ecke des Raums“, sagte Stuart. „Die Lehrer und die anderen Kinder ignorieren mich. Ich sehe verloren und verwirrt aus.“

Bevor er wieder etwas sagte, starrte er 60 Sekunden lang still auf den Zeigestab. – „Es ist ganz dunkel geworden. Ich kann nichts mehr sehen. Ich habe fürchterliche Angst. Mir tut der Bauch weh.“ Er hielt tatsächlich die Hände auf seinen Bauch.

„Ich höre ein Heulen. Das bin ich, nachts in meinem Kinderbett. Ich muss zwei sein. Niemand kommt. Ich weine und weine ...“ An diesem Punkt liefen dem erwachsenen Stuart Tränen über das Gesicht.

„Ich hatte immer Angst vor der Dunkelheit. Meine Mutter sagte mir, ich sei ein schwieriges Kind, weil ich vor allem Angst hätte, sogar vor meinem eigenen Schatten. Ich habe mein Leben lang Albträume gehabt, in denen ich dunkle Wege und Gassen entlanggejagt wurde.“ Hier verstummte er wieder und das war für mich ein Zeichen, dass er offenbar beobachtete und verarbeitete, was vor seinem inneren Auge ablief. Dann fuhr er fort.

„Es wurde wieder alles ganz dunkel. Ich spürte, dass es mir die Kehle zusammenschnürte. Dann hatte ich eine Erinnerung an die Zeit, als ich in der zweiten Klasse war. Ich hasste die Schule und tat so, als sei ich krank. Meine Eltern schleppten mich gewöhnlich trotzdem zur Schule. Ich fühlte mich elend. Nach ein paar Monaten hatte ich mich schließlich angepasst, aber ich mochte sie nie."

Er schwieg wiederum zwei Minuten, immer noch auf den Zeigestab blickend, bevor er sagte: „Ich bin nun zu meinem ersten Semester auf dem College gesprungen. Da bin ich jedes Wochenende nach Hause gefahren. Aber im zweiten Semester war es dann etwas besser."

Ich bat ihn, zu *dem* Punkt zurückzugehen, an der begonnen hatte, um zu sehen, wie der Aktivierungsgrad jetzt war. Er lag bei sechs. Er sagte, er fühle sich in seinem Körper aktiviert – in seiner Kehle, wenn sie auch nicht mehr so stark zusammengeschnürt sei wie vorher.

Stuarts Erfahrung verdeutlicht nicht nur, wie der Prozess der fokussierten Achtsamkeit abläuft, sondern auch, welche Ergebnisse dabei herauskommen. Bei diesem Prozess hat irgendetwas dazu geführt, dass der SUDS-Grad sich verringerte und die körperliche Anspannung sich veränderte und abnahm. Nach zwei Sitzungen hatten wir einen SUDS-Wert von null erreicht und dieser Teil von Stuarts Problem war somit gelöst und verarbeitet.

Es war jedoch nicht alles gelöst. In Wahrheit litt Stuart an einer komplexen Posttraumatischen Belastungsstörung (PTBS) mit multiplen Traumata aus seiner Kindheit und Adoleszenz. Seine Panikstörung war eher ein diffuser Ausdruck der Symptome seiner Traumata, wozu frühe Bindungsprobleme gegenüber einer Mutter gehörten, die ihrerseits ihre eigene Geschichte von Traumata mit sich herumtrug. Stuarts Behandlung erstreckte sich über sechs Monate mit wöchentlichen Sitzungen. Indem er seine Probleme weiter mit Brainspotting verarbeitete, bekam er seine Panikstörung in den

Griff, sodass sie ihm nur noch gelegentlich zu schaffen machte. Die meisten seiner Traumata waren geheilt.

Das Brainspotting mit dem Äußeren Fenster war bei Stuart eindeutig erfolgreich und es funktioniert bei den meisten Klienten. Reflexe sind allgegenwärtig und bei den meisten Klienten leicht zu lokalisieren. Im Vergleich zu anderen Formen von Brainspotting, von denen Sie in den nächsten Kapiteln erfahren werden, ermöglicht das Äußere Fenster Klienten und Therapeuten, aus den tiefsten Teilen des Gehirns und möglicherweise auch der Wirbelsäule schnell und einfach Hinweise zu erhalten und diese aufzugreifen. Manche Klienten bevorzugen jedoch das „Innere Fenster“ (über das Sie im nächsten Kapitel mehr erfahren werden), weil sie dabei bewusster in den Prozess einbezogen sind, den Brainspot zu finden.

Kapitel 3

Das „Innere Fenster", *BioLateral Sound* und Brainspotting mit *einem* Auge

Drei frühe Innovationen bei Brainspotting

Das ursprüngliche Brainspotting (später als Äußeres-Fenster-Brainspotting bezeichnet) war eine Innovation auf der Basis des *Natural Flow EMDR*, das ja seinerseits eine Innovation auf der Basis des ursprünglichen EMDR war. Brainspotting ist von Natur aus innovativ. Diejenigen, die es praktizieren – ich und andere Therapeuten, die in meiner Methode ausgebildet wurden –, entdecken ständig Neues und bereichern die Methode mit neuen Innovationen. Drei frühe Innovationen, die bei Brainspotting eingeführt wurden, waren die Modelle des „Inneren Fensters" (*Inside Window Brainspotting*) und des Brainspottings mit *einem* Auge (*One-Eye Brainspotting*) sowie die Einbeziehung einer Erfindung von mir, des *BioLateral Sound*. In diesem Kapitel werden diese drei Entwicklungen beschrieben, beginnend mit dem „Inneren Fenster".

***

Es heißt, dass der Kunde immer recht habe. Ich glaube, man könnte mit gleicher Berechtigung sagen, dass der *Klient* immer recht habe. Klienten *wissen*, was sie in ihrem Inneren fühlen, während den

Therapeuten, die von außen hineinschauen, Grenzen gesetzt sind. Wenn meine Klienten mich von innen heraus zu Brainspots hinführten, während ich von außen danach suchte, folgte ich ihnen. Wenn ich zurückblicke, scheint klar zu sein, dass Klienten von sich aus wissen, wo Brainspots sind, und zwar durch das, was sie fühlen. Aber um ehrlich zu sein, damals war mir das nicht klar. Nach meiner Erfahrung wird Therapeuten beigebracht, dass sie wissen sollten, wie Klienten durch Beobachtung von außen zu diagnostizieren und zu behandeln sind. Bis zu einem gewissen Grad können sie das auch. Aber aufgrund der unermesslichen Dimension des Nervensystems und der Einzigartigkeit jedes Individuums ist dies weitaus ungewisser, als die Therapeuten zugeben mögen.

In diesem Sinne habe ich sozusagen die „Unschärferelation" in das Brainspotting eingebracht, um dem Umstand Rechnung zu tragen, wie wenig wir tatsächlich über die inneren Ursachen und Wirkungen wissen. Der Begriff der Unschärferelation oder Unbestimmtheitsrelation geht auf die Arbeit des Physikers Werner Heisenberg zurück. Heisenberg veröffentlichte seine Konzepte erstmals 1927 und sie waren ein entscheidender Durchbruch in der frühen Entwicklung der Quantentheorie. Im Bereich der Physik bedeutet die Unschärferelation, dass, je präziser *eine* Eigenschaft gemessen wird, desto weniger präzise die *andere* kontrolliert oder bestimmt werden kann oder bekannt sein kann.

Das Gleiche gilt für die menschliche Dynamik und das, was im Behandlungszimmer davon herüberkommt. Das Meiste von dem, was im Inneren eines Menschen vor sich geht, entzieht sich der menschlichen Erkenntnis, und wenn Therapeuten im System eines Menschen intervenieren, entzieht sich das tatsächliche Ergebnis genauso der menschlichen Erkenntnis. Wenn dies so ist, woher bekommt der Therapeut dann eine Ahnung oder einen Anhaltspunkt, wie er intervenieren soll?

Nachdem mir klar geworden ist, dass das menschliche System so unermesslich komplex ist, dass niemand es in seiner ganzen Komplexität kennen oder erfassen kann, habe ich mich ihm ergeben. Und dieses Ergeben war keine Niederlage – es war eine Befreiung. Ich versuchte nicht länger, etwas zu wissen, was ich nicht wissen konnte, und begann stattdessen, nach dem zu suchen, was ich wissen konnte – wie wenig es auch war.

Bei Brainspotting-Schulungen wird den Teilnehmern beigebracht, dass *alle* Inneren-Fenster-Brainspots funktionieren. Aus eigener Beobachtung weiß ich, dass das stimmt. Ich fragte mich jedoch immer, was tatsächlich bei jedem Brainspot vor sich ging, ob subtil oder tiefgreifend. Ich wusste, dass manche Reflexe bedeutsamer waren als andere, konnte jedoch nie herausfinden, warum, zumindest nicht mit einer gewissen Konsistenz. Ich hätte mir gewünscht, dass man Klienten an irgendeine Maschine anhängen könnte, die mir dann ein Gehirn-Körper-Feedback gäbe, damit ich präziser arbeiten könnte. Mit der Entdeckung des inneren Fensters wurde mir dieses Feedback geliefert, sodass keine Gehirn- oder Körperscans erforderlich waren.

Stattdessen hatte ich den selbst beobachteten *Felt Sense* der *Klienten*, bei dem ich ansetzen konnte. *Felt Sense* ist ein Begriff, der dem Therapeuten und Philosophen Eugene Gendlin zugeschrieben wird, der die therapeutische Methode des sogenannten *Focusing* entwickelte; allerdings habe ich auch schon gehört, dass der Begriff *Felt Sense* im Schauspielunterricht verwendet wird. [Unter *Felt Sense* ist die körperliche Wahrnehmung eines bestimmten Problems oder einer bestimmten Situation zu verstehen; Anm. d. Verlags]

Als Klienten begannen, mich zu ihren Brainspots *hinzuführen*, indem sie mir sagten: „Ich fühle es mehr da drüben“ oder „Ich bin innerlich angespannt“ oder „Ich fühlte mich ängstlicher da drüben“ und „Ich wusste es einfach“, da wurde mir bald klar, dass dieser *Felt Sense* von Reflexen stammte, ähnlich jenen, die ich beim Äußeren-Fenster-Brainspotting von außen identifizierte. Mit anderen Worten, die Intensivierung oder Anspannung im Inneren oder „es einfach zu wissen“ war ebenso eine Reaktion auf einen Reiz, genau wie das Flattern der Augenlider und das Erstarren bei der Eiskunstläuferin Karen. Und der Reiz war auch eine bestimmte Augenposition. Bei einigen Klienten war der Spot so präzise, dass ich den Kontakt mit ihm immer wieder verlor, wenn ich den Zeigestab auch nur minimal von der Stelle wegbewegte.

Brainspotting ist eine Methode, die auf Beobachtungen basiert; der Schlüssel zum *Äußeren*-Fenster-Brainspotting ist die Fähigkeit des Therapeuten, Hinweise durch Reflexe bei den Klienten genau zu beobachten und diese präzise aufzugreifen. Ich fragte mich, ob das *Innere*-Fenster-Brainspotting, das sich auf die Beobachtungsgabe *der Klienten* stützte, genauso wirksam wie das Äußere Fenster sein würde.

Auch beim Inneren Fenster …

… hielten meine Klienten und ich uns zunächst an eben jene ersten drei Schritte, die darin bestanden, das Problem auszuwählen, an dem gearbeitet werden sollte, und sicherzustellen, dass es zu einer Aktivierung führte, dann den SUDS-Grad zu bestimmen und schließlich die körperlichen Empfindungen zu lokalisieren. Aber dann, wenn Klienten langsam ihr Gesichtsfeld horizontal abscannten, wies ich sie an, mir zu sagen, wo in ihrem Körper *sie selbst* die stärkste Aktivierung fühlten, statt sie meinerseits genau zu beobachten, um *von außen* Hinweise durch Reflexe zu erhalten.

Manchmal war den Klienten ihr *Felt Sense* absolut klar und sie fanden beim ersten Versuch gleich auf Anhieb einen Brainspot. Bei anderen war der *Felt Sense* subtiler und wir mussten das Gesichtsfeld einige Male hin und her queren, bevor wir die Augenposition lokalisiert hatten.

Sobald wir den Innere-Fenster-Brainspot gefunden hatten, beobachtete ich die Klienten genau, um Unterschiede zwischen Inneren- und Äußeren-Fenster-Brainspots zu erkennen – und ich muss gestehen, ein Unterschied war schwer festzustellen. Beide Brainspot-Arten funktionierten sehr wirksam, wenn auch gelegentlich unterschiedlich.

Interessant waren die individuellen Präferenzen der Klienten. Manchen gefiel es, bewusst die Kontrolle zu behalten, die sie beim Inneren Fenster hatten, während andere es bevorzugten, beim Äußeren Fenster dem Therapeuten die Kontrolle zu überlassen. Bei manchen Klienten arbeitete ich in jeder Sitzung mit der gleichen Methode, bei anderen wechselte ich hingegen immer wieder zwischen den beiden Methoden. Maßgebend dafür war eine Kombination zwischen der Vorliebe der Klienten und dem, was ich bei ihnen an Reaktionen beobachtete. Manchmal war die Wahl strategisch, ein andermal war sie intuitiv. Wenn ein Klient zum Beispiel bei seiner Verarbeitung an einem Inneren-Fenster-Brainspot festgefahren zu sein schien, suchte ich den Äußeren-Fenster-Brainspot und durch diesen Wechsel kamen die Dinge mitunter auf Anhieb wieder in Gang.

***

„Der Klient führt und der Therapeut folgt" – das wurde mein Mantra. Und es führte mich von *einer* Innovation zur nächsten und zu ständiger Erweiterung der Brainspotting-Theorie und -Praxis.

Innerhalb weniger Monate nach meiner Entdeckung des Inneren-Fenster-Brainspottings trat ein weiteres interessantes Phänomen zutage: Wenn ich Klienten anleitete, ihre Augen horizontal durch das Gesichtsfeld zu bewegen, gaben einige mir Zeichen, ich solle den Zeigestab etwas höher oder tiefer zu bewegen. Ihre Äußerungen („Es ist da oben", oder: „Es ist da unten") zeigten mir, dass Brainspots nicht immer nur auf der *horizontalen* Achse oder x-Achse lokalisiert waren. So begann ich, auch die *vertikale* Achse oder y-Achse abzusuchen, die Augen also nach oben und nach unten zu führen. So konnten wir das *gesamte* Gesichtsfeld erkunden und waren nicht mehr auf *eine* gerade Linie beschränkt.

Angesichts dieses erweiterten Gesichtsfelds musste ich nun entscheiden, in welche Richtung der Zeigestab *zuerst* bewegt werden sollte. Ich beschloss, zuerst horizontal (auf Augenhöhe) des Klienten nach dem Inneren-Fenster-Brainspot zu suchen. Sobald wir auf dieser

Achse einen Brainspot gefunden hatten, bewegte ich den Zeigestab von dem betreffenden Punkt auf Augenhöhe senkrecht nach oben und dann senkrecht nach unten. Ich drückte dies so aus: Zuerst die x-Achse und dann die y-Achse erkunden.

Dieser Prozess in zwei Schritten war weitaus schwieriger, als es klingt, da es mit einer beachtlichen Präzisionsarbeit verbunden sein konnte, Innere-Fenster-Brainspots zu finden. Manche Klienten sagten: „Sie haben ihn verfehlt – gehen Sie zurück", oder: „Sie hatten ihn gerade und haben ihn wieder verloren." Da manche Klienten nicht so redegewandt oder redselig waren wie andere, konnte ich mich nicht immer darauf verlassen, dass sie mir wirklich meldeten, wenn wir den richtigen Brainspot gefunden hatten. Wenn jedoch eine starke Verarbeitung einsetzte und zu einer erheblichen Veränderung des Aktivierungsniveaus des Klienten führte, wusste ich, dass wir einen gefunden hatten.

Abgesehen davon, dass sie mir vermittelten, dass Innere-Fenster-Brainspots auf einer vertikalen Achse wie auch auf einer horizontalen Achse lokalisiert sein konnten, zeigte mir das Feedback meiner Klienten, dass es manchmal die Bewegung des Zeigestabs und nicht die Augenposition war, die eine erhöhte Aktivierung hervorrief. Somit unterteilte ich die Suche nach den Inneren-Fenster-Brainspots in zwei Abschnitte auf der x-Achse (links oder rechts), gefolgt von zwei Abschnitten auf der y-Achse (nach oben oder nach unten). Bei jedem der vier potenziellen Brainspots stoppte ich die Bewegung und hielt den Zeigestab jeweils fünf bis zehn Sekunden lang regungslos. Diese Unterbrechung sollte dem Klienten die Chance geben, sich auf den Punkt einzulassen und zu beurteilen, ob der betreffende Spot von allen potenziellen Spots derjenige war, der am stärksten aktivierte.

Ich merkte jedoch schnell, dass selbst diese Methode nicht präzise genug war, da sie das mögliche Hochschnellen der Aktivierung in der *Mitte* des Gesichtsfeldes des Klienten außer acht ließ. Deshalb überarbeitete ich die Vorgehensweise noch einmal:

Statt den Zeigestab nur auf Augenhöhe des Klienten nach links oder rechts und dann nach oben und nach unten zu bewegen, stoppte ich bei jeder Achse auch am Achsenschnittpunkt, um zu sehen, ob bei diesem Spot die Aktivierung vielleicht am stärksten war.

Ich fragte den Klienten: „Spüren Sie die stärkste Aktivierung auf Augenhöhe oder oberhalb oder unterhalb der Augenhöhe?“ Dabei machte ich an jedem vertikalen Spot eine Pause, um dem Klienten zu helfen, den potenziellen Brainspot zu finden.

Dieser überarbeitete Ansatz für das Innere-Fenster-Brainspotting wird nach wie vor auf der ganzen Welt so unterrichtet.

***

Nochmals ein kurzer Blick zurück: In den 1990er-Jahren führte ich beim EMDR-Modell viele Innovationen ein, die ich schließlich zu meinem eigenen Ansatz, dem *Natural Flow EMDR*, integrierte. Dieses Modell machte sich die Wirksamkeit von EMDR zunutze, machte das Verfahren aber gleichzeitig sanfter und schöpfte aus seiner Kreativität.

Der *BioLateral Sound* war eine meiner frühen Natural-Flow-Entdeckungen. In den Anfängen, bald nach der Einführung von EMDR, wurde bereits festgestellt, dass es neben den Links-rechts-Augenbewegungen noch andere Möglichkeiten gab, die linke und die rechte Gehirnhemisphäre zu stimulieren und so einen bilateralen Effekt zu erzielen. Eine dieser Möglichkeiten war die auditive Stimulation. Der Therapeut sollte nahe am Ohr des Klienten mit den Fingern schnipsen, und zwar abwechselnd am linken und am rechten Ohr. Diese Methode funktionierte, weil die rechte Gehirnhälfte stimuliert wird, wenn wir mit dem linken Ohr hören, und wenn wir mit dem rechten Ohr hören, verlagert sich die Aktivierung zur linken Gehirnhälfte.

Dieser Ansatz erschien mir jedoch immer etwas seltsam. Ich kannte keinen EMDR-Therapeuten oder sonst jemanden, der länger als eine Minute mit den Fingern schnipsen konnte, geschweige denn eine ganze Sitzung lang. Ich hatte den Eindruck, dass durch diese Technik letzten Endes mehr verloren ging, als gewonnen wurde. Und trotzdem erwies es sich im Rahmen des EMDR-Verfahrens als wirksam, Geräusche oder Töne für die Links-rechts-Stimulation zu nutzen.

Es dauerte nicht lange, bis jemand eine *Soundbox* mit Kopfhörern entwickelte, die abwechselnd Töne an das linke und das rechte Ohr des Klienten lieferte. Geschwindigkeit und Lautstärke der Töne konnten eingestellt werden, aber die Töne waren unangenehm und nervig, ebenso wie ihre metronomische Qualität. Ich kaufte dennoch eine solche Soundbox, probierte sie aus und war von ihrer Wirksamkeit überrascht. Einige Klienten benutzten sie sogar lieber, als die Links-rechts-Augenbewegungen auszuführen. Das war für mich ein Aha-Erlebnis. Als einige meiner Klienten Symptome von Ängsten oder Depressionen hatten, die schon bald zurückzukehren schienen, nachdem sie mein Therapiezimmer verlassen hatten, kaufte ich einige zusätzlichen Soundboxen und lieh ihnen die Geräte aus, damit sie sie zwischen den Sitzungen zu Hause nutzen konnten.

Bei einigen bewirkte die Nutzung der Soundboxen einen Unterschied, da sie die Symptome zwischen den Sitzungen reduzierten und die positiven Effekte der Sitzungen verstärkten. Als ich diesen Klienten jedoch nahelegte, sich ihre eigenen Soundboxen zu kaufen, scheuten alle außer einem davor zurück, 100 Dollar für ein Gerät auszugeben, das nur unangenehme Töne produzierte.

Ich wollte daraufhin etwas entwickeln, was zum einen erschwinglich war, sodass die Klienten es sich selbst kaufen konnten, und was zum anderen von den Klängen her für sie erbaulicher war. Ich hatte bereits darüber nachgedacht, wie die unangenehmen bilateralen Töne durch beruhigende, heilsame Klänge ersetzt werden könnten, die wechselweise am linken und am rechten Ohr erklangen. Ich fragte mich, ob ich das mit einer Aufnahme erreichen konnte, die phasenversetzt war oder irgendwie sanft zwischen links und rechts wechselte.

Nach monatelangen Überlegungen vereinbarte ich schließlich mit meinem Freund Evan Seinfeld, Frontman der Heavy-Metal-Rap-Gruppe *Biohazard*, in ein Tonstudio zu gehen. Wir hatten uns auf einem Flug von New York nach Los Angelos schnell angefreundet und interessierten uns beide für das Thema Heilung und Klänge. So gingen wir zusammen in ein Tonstudio im Stadtzentrum von Brooklyn und ich kam zehn Stunden später, um zwei Uhr morgens, mit einer Kassette in der Hand wieder heraus. Auf der Rückfahrt in meinem Wagen nach Long Island schob ich die Kassette in meinen Kassettenrekorder und hörte zu. Mir gefiel der originelle Klang, aber schon bald hatte ich bei meinen Gedanken den Faden verloren. Nachdem ich merkte, dass ich angehalten hatte, um den Klängen zu lauschen, *konzentrierte* ich mich wieder darauf. Und wieder driftete ich in meine eigene Welt ab.

Ich brauchte eine Weile, um zu verstehen, was hier geschah: Das Band löste in mir eine so tiefe Verarbeitung aus, dass ich es nicht einmal bemerkt hatte. Ich dachte, das Autofahren mitten in der Nacht könnte auch zu meinem Konzentrationsverlust beigetragen haben, deshalb experimentierte ich am nächsten Tag mit meiner Frau Nina und meinem Sohn Jonathan. Wir stellten fest, dass das Band auch bei *ihnen* einen Verarbeitungsprozess auslöste.

Ich nahm das Band mit in meine Praxis, um es bei meinen Klienten auszuprobieren, die bereits die Soundbox benutzten. Es funktionierte. Jeder von ihnen zog das Band den Soundboxen mit den Tönen vor, sodass ich es auch bei meinen übrigen EMDR-Klienten einführte. Es war bei den meisten ein großer Erfolg, außer bei ein oder zwei Klienten, denen die Klänge einfach nicht gefielen. Ich fertigte kostengünstige Kopien für diejenigen an, die die Soundboxen außerhalb der Sitzungen nutzten, und sie freuten sich sowohl über die Ergebnisse als auch über den bescheidenen Preis.

Als meine Klienten mich fragten, wie ich die Klänge auf diesen Bändern bezeichnete, merkte ich, dass ich mir noch keine Gedanken über einen Namen gemacht hatte. Zu Ehren der großzügigen Beiträge meines Freundes Even Seinfeld kombinierte ich den Namen seiner Gruppe *Biohazard* mit dem Wort *bilateral* – und dabei heraus kam *BioLateral.*

Sechs Monate später war ich wieder im Studio, um vier weitere Aufnahmen zu machen und meine erste CD aufzunehmen. Ich konnte der Versuchung eines kleinen Scherzes oder eines Wortspiels nicht widerstehen, sodass ich meiner ersten CD den Titel *The Best of BioLateral* gab. Ihr Erfolg führte zu einer Nachfrage nach mehr, sodass ich im Laufe der Jahre sieben weitere CDs produzierte, von denen jede technisch jeweils gereifter und komplexer als die vorhergehende war. Ich erfand eine Möglichkeit, drei verschiedene Spuren so zu verschieben, dass der Klang der Tiefe des Ozeans entstand, der sich mehrdimensional anfühlte und für das Gehirn vielleicht noch stärker heilenden Effekt hatte als der Klang *einer* Spur.

Heute, da ich dies schreibe, sind bereits 16 Jahre vergangen, und ich schätze, ich habe auf der ganzen Welt mehr als 50 000 CDs verkauft. Sie wurden nicht nur von EMDR-Klienten gekauft, die sie zwischen ihren Sitzungen nutzten, sondern auch von anderen EMDR-Therapeuten, die sie in ihren Sitzungen mit Klienten einsetzten und damit die Augenbewegungen ersetzten.

Als ich begann, Brainspotting ernsthaft anzuwenden, hörte ich auf, meine Klienten dazu zu animieren, den *BioLateral Sound* zu nutzen. Denn ich ging davon aus, dass mein neues Paradigma ein anderes Modell von Therapie war und dass die CDs, die speziell für EMDR konzipiert worden waren, hier nichts zu suchen hatten. Nach einer Weile sagten jedoch einige Klienten zu mir: „Ich vermisse die Klänge. Warum können wir sie bei der Augenarbeit nicht nutzen?“ Ich hatte keine Antwort darauf. Aber ich erinnerte mich an mein Mantra: „Der Klient führt und der Therapeut folgt.“

Wenn Klienten die Kopfhörer aufsetzten und sich eine *BioLateral*-CD anhörten, während sie mit starrem Blick auf einen Brainspot schauten, funktionierte der Brainspotting-Prozess besser.

Heute nutze ich die *BioLateral*-CDs nicht nur weiterhin beim Brainspotting, sondern bringe bei Brainspotting-Lehrveranstaltungen auch anderen Therapeuten bei, wie sie dies tun können. Wir lassen die Klienten die Klänge leise, in einer fast nicht wahrnehmbaren Lautstärke hören. Bei dieser geringen Lautstärke dienen die Klänge bei den meisten Klienten als sanfter, beruhigender bilateraler Prozessbegleiter und Unterstützer.

Die Klienten hatten wieder einmal recht gehabt. Die Kombination war so wirksam, dass ich auch meine übrigen Klienten beim Brainspotting die Klänge hören ließ. (Es gibt einige wenige Klienten, die so empfindsam reagieren oder so sensibel und/oder dissoziativ sind, dass die Musik für sie tatsächlich überwältigend ist, sodass wir sie einfach die Kopfhörer abnehmen lassen. Diese Klienten benötigen in der Regel auch das „Ressourcenmodell“ von Brainspotting, auf das ich im nächsten Kapitel eingehen werde.)

***

1999, bevor ich den Brainspots zum ersten Mal begegnete, führte ich in New York ein *Natural-Flow-EMDR*-Training durch. Einer der Teilnehmer, Bob Buck, kam in der Pause zu mir und sagte: „ David, ich habe etwas, das Sie interessieren wird.“ Aufgeregt nahm er zwei Elektrikerschutzbrillen aus einer Tasche. Auf einer der Brillen waren die Gläser ganz übermalt, außer auf der äußeren linken Seite, die frei geblieben war. Die andere Brille war umgekehrt übermalt, das heißt, hier war nur die äußere rechte Seite frei geblieben. Ich muss ihn ziemlich perplex angesehen haben, da er zu mir sagte: „Ich brauche etwas Zeit, um es zu erklären. Können wir zusammen zu Mittag essen?" Als wir bei einer Suppe und Sandwiches zusammensaßen, forderte er mich auf, diese Brillen aufzusetzen, eine nach der anderen.

„Das Licht, das bei Ihnen von ganz rechts kommt, geht direkt in Ihre linke Gehirnhälfte", erklärte er. „Und wenn Sie die Brille wechseln, geht das Licht, das bei Ihnen von ganz links kommt, direkt in Ihre rechte Gehirnhälfte."

Bei jeder der beiden Brillen *fühlte* ich mich ganz unterschiedlich: Wenn das Licht von links kam, fühlte ich, dass ich emotional reagierte. Wenn es von rechts kam, erlebte ich eine Perspektive, bei der ich fast das Gefühl hatte, distanziert zu sein.

Er nannte diese Brillen „Schiffer-Brillen". Der Harvard-Psychologe Fredric Schiffer, erklärte er mir, vertrete die Theorie, dass jede Gehirnhemisphäre nahezu eine eigene separate Persönlichkeit habe. Bei den meisten Menschen ist die linke Gehirnhälfte in der Regel optimistischer und die rechte Gehirnhälfte verwundbarer. Bei etwa einem Viertel der Bevölkerung ist es umgekehrt. Die Brillen helfen, diese beiden „Persönlichkeiten" zu isolieren, sodass der Therapeut mit jeder von ihnen separat interagieren kann. Wenn Schiffer einem Klienten helfen wollte, ein belastendes Problem zu verarbeiten, begann er mit der positiven Seite. Nach einer Weile forderte er den Klienten dann auf, die Brille zu wechseln und die Dinge von der anderen Seite zu erleben. Während der Klient die Brille mehrfach wechselte und mehr Zeit bei der positiven Seite verbrachte, beobachtete Schiffer, dass jede Seite die jeweils andere zu beeinflussen begann. Das heißt, zuerst *isolieren* Sie jede Seite und dann führen Sie einen Crossover-Effekt von einer Seite zur anderen herbei.

Bob ließ mich bei unserem Mittagessen den ganzen Prozess nachvollziehen und es war ein starkes und überzeugendes Erlebnis. Zum Schluss fühlte ich mich ganz ruhig und ausgeglichen. Es mag riskant gewesen sein, diese neue Verfahrensweise mitten in einem Training auszuprobieren; sie hätte mich bei meinem Vortrag aus dem

Konzept bringen können. Ich bin jedoch von Natur aus ein unverbesserlicher Experimentierer, sodass ich mir selten eine Gelegenheit entgehen lassen, etwas Neues auszuprobieren. Ich ging wieder in den Schulungsraum, um den Nachmittagsteil des Seminars zu absolvieren, und stellte fest, dass ich völlig bei der Sache war und alles auf den Punkt brachte.

Am Ende dieses Tages kam Bob noch einmal zu mir und sagte: „Hier, David, die habe ich für Sie gemacht.“ Er überreichte mir zwei Schutzbrillen, die genau wie die seinen übermalt waren. Ich war beeindruckt von seiner Großzügigkeit und seinem Eifer.

Als ich wieder in meiner Praxis war, probierte ich sie noch einmal aus und fand die Ergebnisse absolut faszinierend. Die Brillen schienen genauso zu funktionieren, wie Bob es beschrieben hatte, mit einigen Abweichungen. Ich beschaffte mir ein Exemplar von Schiffers Buch *Of Two Minds* [1998; deutsche Ausgabe: *Eine Brille für die Seele,* Kirchzarten: VAK, 2007] und verschlang es. Auch wenn mir der Wert dieser Methode einleuchtete, fand ich, dass es ein Verlust wäre, wenn ich die Augen meiner Klienten bei einer EMDR-Sitzung nicht würde sehen können. Darüber hinaus würde ich die langsamen Augenbewegungen beim *Natural Flow EMDR* nicht nutzen können, weil Klienten, die die Brille trugen, die Bewegung meiner Hand nicht würden verfolgen können.

Dann hatte ich eine Idee: Was wäre, wenn ich neue Brillen anmalte, bei denen nur das linke oder das rechte Glas abgedeckt wäre? Auf diese Weise wäre ein Auge blockiert, aber das andere würde sehen können. Damit würde ich dann das Links-rechts-Phänomen und die Augenbewegungen *zusammen* nutzen können. Ich kaufte zwei Elektrikerschutzbrillen und schwärzte bei einer davon das rechte Brillenglas und bei der anderen das linke. Als ich wieder in der Praxis war, konnte ich sie bei meinem ersten Klienten an diesem Tag ausprobieren.

Frank war Polizist und hatte mit den Erinnerungen an eine Reihe traumatischer Erlebnisse bei seiner Arbeit zu kämpfen. Bereits früh in seiner Laufbahn war sein Kollege bei einer Drogenrazzia erschossen worden. Frank war – als er zu mir kam – vom Dienst suspendiert und seine Waffe war eingezogen worden, weil er in einer Situation auf der Straße geschossen hatte, als er sich bedroht gefühlt und um sein Leben gefürchtet hatte. Er wurde von aufgewühlten Gefühlen überwältigt, von einem Wechselbad zwischen Schuldgefühlen und Wut darüber, dass die Vorgesetzten, denen er treu gedient hatte, an ihm zweifelten.

Auf meine Anweisung hin setzte er die Brille auf, bei der sein linkes Auge verdeckt war und das rechte frei sehen konnte. Ich ließ ihn die Situation auf der Straße noch einmal durchspielen und ihn seine Waffe ziehen – und sein SUDS-Grad lag bei vier. Als er zu der Brille wechselte, bei der sein linkes Auge frei war, schnellte der SUDS-Grad in die Höhe, auf acht, und er fühlte einen stechenden Schmerz in seinem Herzen. Ich ließ ihn sofort wieder zu der anderen Brille wechseln, bei der erneut sein rechtes Auge frei war, das „ruhigere Auge". Wir begannen mit den langsamen Augenbewegungen. Frank beruhigte sich schnell und verarbeitete das Erlebnis und seine Konsequenzen behutsam.

Als er den SUDS-Grad null erreicht hatte und keine Erinnerung an den Vorfall mehr in ihm aufflackerte, ließ ich ihn noch einmal die Brille wechseln. Als sein linkes Auge nun frei war, erlebte er die Aktivierung weitaus gedämpfter als beim ersten Mal mit diesem Auge. Während er meinem Finger durch sein Gesichtsfeld folgte, meinte er: „Ich sehe noch einmal, wie es sich abspielt, und ich erkenne, dass es gerechtfertigt war, was ich gemacht habe. Ich habe mein Bestmögliches getan. Und das Gleiche gilt für meine Vorgesetzten. Es ist an der Zeit, nach vorne zu schauen." Frank war auf beiden Seiten seines Gehirns gleichermaßen ruhig. Den Unterschied zwischen seiner linken und seiner rechten Gehirnhälfte und diese Spaltung zu nutzen, das war eindeutig eine Verbesserung und Bereicherung. Ich war beeindruckt.

***

Mit dem Übergang zur Brainspotting-Methode legte ich die Brillen beiseite. Beim Äußeren Fenster war es erforderlich, das *gesamte* Gesichtsfeld der Klienten zu beobachten. Aber mit der Entdeckung des Inneren Fensters änderte sich das Ganze wieder.

Ich arbeitete mit Kate, einer jungen Frau, die seit Jahren mit diffusen Ängsten und einer chronischen leichten Depression zu kämpfen hatte. Sie schien nichts zu fokussieren, auch Brainspots nicht. Mein Blick fiel auf die lange vernachlässigten Brillen, die auf meinem Schreibtisch lagen. „Warum nicht …?“, fragte ich mich. Somit bat ich sie, diese Brillen abwechselnd auszuprobieren.

Als das rechte Auge frei war, sagte sie mir, sie fühle „nicht viel“. Als sie zu der anderen Brille wechselte und ihr linkes Auge frei war, schnellte ihr Kopf ruckartig nach hinten und Tränen liefen ihr über die Wangen. Ich nahm meinen Zeigestab, um festzustellen, bei welcher Position ihres linken Auges die Aktivierung am stärksten war. Nachdem ich den Zeigestab nach links und nach oben bewegt hatte, traf ich den Spot und damit konnte es dann losgehen. Eine intensive Verarbeitung offenbarte, dass sie in ihrer Kindheit oft sich selbst überlassen worden war, sich verlassen gefühlt hatte und zu Hause und in der Schule oft gedemütigt worden war. Kate sah zu, wie ein ganzes Leben voller Schmerz und Desillusionierungen sich vor ihrem geistigen Auge abspulte. Dieser Prozess setzte sich über viele Sitzungen fort, nach denen sie jeweils sowohl erschöpft als auch erleichtert war.

Schließlich war alles ruhig an der „Westfront“. Ich ging davon aus, dass nach der tiefen Heilung bei ihrem verwundbaren *linken* Auge auf ihrer *rechten* Seite nicht mehr viel zu tun war. Ich beschloss jedoch, es in jedem Fall zu überprüfen. Als sie die Brille wechselte, sodass ihr rechtes Auge jetzt frei war, setzte das schlaglichtartige Abspulen vor ihrem geistigen Auge wieder ein. Manche Ereignisse waren neu, aber andere waren Erinnerungen, die beim linken Auge bereits zutage getreten waren – Erinnerungen, von denen wir geglaubt hatten, sie seien gelöst worden. Kate brauchte nur zwei Sitzungen, um ihre Ruhe wieder zu gewinnen.

Damit hatte die Dichotomie der linken und der rechten Gehirnhemisphäre ihren Niederschlag beim Brainspotting gefunden:

Der Einsatz von Brillen, bei denen das linke oder das rechte Brillenglas geschwärzt war …

… ermöglichte es, nicht nur das gesamte Gesichtsfeld und neuronale Prozesse nach Brainspots abzusuchen, sondern den Vorgang auch jeweils gezielt auf die eine oder die andere Gehirnhemisphäre auszurichten, wenn ein erhöhter Fokus erforderlich war.

Ich bezeichnete diese Variante als *One-Eye Brainspotting* (Brainspotting mit nur *einem* Auge oder „Ein-Auge-Brainspotting").

Schon bald danach erkannte ich, dass ich den Ein-Auge-Ansatz auch beim Äußeren Fenster nutzen konnte, wenn ein noch stärkerer Fokus notwendig war. Diese Methode ermöglichte eine größere Genauigkeit und Spezifizierung beim Bearbeiten vager, schwer fassbarer oder schwer definierbarer Zustände (psychischer und physischer). Das Ein-Auge-Brainspotting konnte nicht nur angewendet werden, um Ängste, Depressionen und Bindungslosigkeit anzugehen, sondern gelegentlich half es auch, Symptome bei Beschwerden wie chronischer Müdigkeit, Fibromyalgie-Syndrom und Aufmerksamkeitsdefizit-Syndrom mit Hyperaktivität (ADSH) zu reduzieren.

Ich experimentierte mit dem Ein-Auge-Brainspotting, um zu sehen, wo es einen Unterschied bewirkte und wo nicht. Es kristallisierten sich zwar einige Muster heraus, aber manche Klienten schienen ohne erkennbaren Grund besser auf die Variante mit *einem* Auge anzusprechen oder diese zu bevorzugen als Varianten mit *zwei* Augen. Das Ein-Auge-Brainspotting wurde schließlich eine Methode, die genutzt wurde, wenn bei Klienten ein stärkerer Fokus und/oder eine stärkere Aktivierung erforderlich zu sein schienen.

Ich bezeichnete das Auge mit dem *höheren* SUDS-Grad als das „Aktivierungsauge“ und das Auge mit dem *niedrigeren* SUDS-Grad als das „Ressourcenauge“. Ich beobachtete, dass man nicht im Voraus sagen konnte, welches Auge stärker als das andere aktiviert würde.

Die Vorgehensweise bestand grundsätzlich darin, zunächst das Aktivierungsauge zu identifizieren und mit ihm zu arbeiten, bis ein SUDS-Grad von null erreicht war, und dann zum Ressourcenauge zu wechseln und dort jegliche restliche Aktivierung zu verarbeiten.

Mir fiel auf, dass die Augenposition oder der Brainspot sich oft änderte, wenn der Klient zum anderen Auge wechselte. Der Brainspot, der die stärkste Aktivierung auslöste, wenn wir beim *ersten* Auge verarbeiteten, war nicht immer die gleiche Stelle, wenn wir zum anderen Auge wechselten. Irgendwie offenbarte sich das Gehirn selbst, wenn ich auch nicht sicher war, wie und warum.

***

Brainspotting ist wie der sprichwörtliche Fluss: *Man kann nicht zwei Mal in denselben Fluss steigen.* (Heraklit) Er verändert sich ständig, entwickelt sich ständig weiter. Manchmal habe ich Schwierigkeiten, mit meinen eigenen Beobachtungen und Entdeckungen Schritt zu halten. Das galt auch für das Brainspotting mit *einem* Auge.

Zum Beispiel: Ted

Ich arbeitete mit einem Klienten, der so reaktiv war, so empfindsam reagierte, dass in kürzester Zeit eine Aktivierung bei ihm ausgelöst wurde. Ted war hochgradig dissoziativ, aufgrund einer Kindheit voller physischer, emotionaler und verbaler Misshandlungen. Möglicherweise hatte es in seiner Geschichte auch sexuellen Missbrauch gegeben, aber zu dem Zeitpunkt, als ich das Ein-Auge-Brainspotting mit ihm versuchte, war dies noch nicht zutage getreten.

Der Fokus, mit leerem Blick auf einen Brainspot zu schauen, ist in der Regel etwas, was die Klienten auffängt und zusammenhält (– das bedeutet, dass sie dann konzentrierter und weniger erschüttert sind), aber Ted wurde bei jedem Brainspot überwältigt, sowohl beim Inneren Fenster als auch beim Äußeren Fenster. Vorhergehende Behandlungsversuche bei vielen Therapeuten, die mit unzähligen Techniken ihr Möglichstes zu tun versucht hatten, waren bei Ted „fehlgeschlagen". Ich wollte ihn nicht enttäuschen und als weiterer Name in seine lange Liste gescheiterter Versuche aufgenommen werden.

Wieder fielen mir die Brillen ins Auge und mir kam die Frage in den Sinn: „Wie würde Ted reagieren, wenn wir bei ihm mit dem Brainspotting beim Ressourcenauge begannen?" Wir wagten einen Versuch.

Teds Aktivierungsniveau lag bei zehn, wenn er beide Augen offen hatte. Als er jedoch sein *linkes* Auge abdeckte, fiel seine Aktivierung auf einen SUDS-Grad von vier; dieses war also ganz klar sein Ressourcenauge. Ted setzte die Brille auf, die sein linkes Auge verdeckte, und war zum ersten Mal in der Lage, seine Traumata erfolgreich zu verarbeiten. Wohlgemerkt, es war keine schnelle oder leichte Verarbeitung, aber sie war machbar. Und sie wurde in vielen Sitzungen fortgesetzt. Sein Gehirn und sein ganzes Sein waren von den täglichen Misshandlungen in seiner Kindheit durchdrungen und seine Verarbeitung war sowohl unbeständig als auch weitschweifig. Er konnte die Sitzungen jedoch in stabilem Zustand verlassen und litt danach auch nicht mehr an seinen üblichen nächtlichen Horrorzuständen, die ihn im Schlaf ereilten.

In seinen Sitzungen leitete ich Ted auch wiederholt an, sein Bewusstsein auf seine „Körperressource“ (*Body Resource*) zu lenken, eine bestimmte Stelle in seinem Körper, an der er sich ruhig und geerdet fühlte. (Die Körperressource und ihre Rolle beim Brainspotting wird in Kapitel 4 näher erläutert.)

Nach vier Monaten erreichte Ted zum ersten Mal einen SUDS-Grad von null. Meine Neugier ging mit mir durch. War Ted so weit, dass er zum Aktivierungsauge wechseln konnte? Konnte er damit umgehen? Ich fragte ihn, ob er es versuchen wolle, und widerwillig erklärte er sich bereit. Wie sich herausstellte, kannte er sich besser als ich. („Der Klient hat immer recht“ ist eine Lektion, die ich immer wieder lernen musste.) Er wurde sofort von Panik überwältigt. Ich ließ ihn auf der Stelle die Brille wechseln und er brauchte den Rest der Sitzung, um wieder Boden unter die Füße zu bekommen. Ich entschuldigte mich für meinen Übereifer und Ted nahm meine Entschuldigung gnädig an.

Ich hatte dabei jedoch eine weitere faszinierende Lektion über die zahllosen Geheimnisse gelernt, die das Gehirn nach wie vor für uns bereithält. Ein Trauma blockiert die ureigne Fähigkeit des „großen Kommunikators“, sich selbst zu kennen. Mit der Zeit war Ted in der Lage, den Zugang zu seinem Aktivierungsauge wieder zu finden – zu seinem Auge der Verwundbarkeit –, und seine Heilung abzuschließen; es dauerte allerdings Monate. So hat auch die Wirksamkeit von Brainspotting ihre Grenzen. Heilungsprozesse jedoch, die bei anderen therapeutischen Ansätzen oft Jahre dauern, können mit Brainspotting manchmal innerhalb von Monaten ablaufen und *jahrzehntelange* Therapien können auf Jahre beschränkt werden.

Kapitel 4

Das Ressourcenmodell von Brainspotting

Gehirn und Körper – unsere ultimativen Ressourcen

Ich war stets ein großer Verfechter von EMDR. Von dem Moment an, als ich darin ausgebildet war und EMDR 1993 in meine Praxis mitbrachte, konnte ich viele Klienten schneller und wirksamer heilen als zuvor. Es verdeutlichte auch, dass meine Klienten mehr Traumata und Dissoziationen mit sich herumtrugen, als mir bis dahin bekannt war. Ein Fachtherapeut wurde wieder zum Anfänger, aber die neue Chance war wahrlich ein Segen.

Die neuen Informationen setzten in mir sowohl beruflich als auch persönlich einen Wachstumsschub in Gang. In meinem Buch *EMDR – Ein Durchbruch in der Psychotherapie* erzähle ich die Geschichte, wie mein Freund Uri Bergmann (jetzt ein Brainspotting-Experte) mich überredete, ihn zu meinem ersten EMDR-Training zu begleiten. Wir wurden schnell so etwas wie Batman und Robin für EMDR-Propaganda und hielten Vorträge und führten Veranstaltungen durch, um das besondere Heilungspotenzial von EMDR bekannt zu machen. Kliniken, Krankenhäuser, Berufsverbände – niemand entkam uns.

Im Jahr 2000 war ich zu einem Vortrag über EMDR bei einer Konferenz über Traumata von AMCHA (hebräisch für „unser Volk") in

Jerusalem eingeladen. Es war eine und ich nahm die Einladung gerne an. Die Eröffnungsrede hielt ein amerikanischer Trauma-Experte, Peter Levine; darin sprach er über Somatic Experiencing (SE), seinen Ansatz zur Behandlung von Traumata, der für mich ganz neu war.

Er zeigte ein Video, um die natürliche Reaktion eines Tieres auf Gefahren und Bedrohungen zu veranschaulichen. Ein Clip zeigte einen Eisbären, der mit einem Betäubungsgewehr beschossen worden war. Bewegungsunfähig lag der bedauernswerte Bär auf einer Seite. Als die Wirkung des Betäubungsmittels nachließ, rappelte er sich wieder auf und begann, sich heftig zu schütteln. Sobald das Zittern vorüber war, lief der Bär davon, als sei nichts geschehen. Er demonstrierte die natürliche Fähigkeit, ein Trauma abzuschütteln, eine Eigenschaft, die die Menschen im Grunde verloren haben.

Peter Levine sagte daraufhin, dass die Heilung von einem Trauma bedinge, dass die natürliche Gehirn-Körper-Reaktion auf eine Gefahr gelöst werde, die beim Menschen in einem unvollendeten Zustand erstarre. Es abzuschütteln sei notwendig, um einen Menschen aus einem Trauma herauszuholen und seinen Körper wieder in einen geerdeten Zustand zu versetzen.

Der Polarbär kam mir bei einigen meiner Klienten in den Sinn, die sich bei der EMDR-Verarbeitung bisweilen heftig geschüttelt hatten. Ich hatte dieses Schütteln irrtümlicherweise für ein Problem gehalten, während es in Wahrheit wichtig für ihre Heilung war. Peter Levine hatte bei mir einen Nerv getroffen.

Da ich meinen EMDR-Vortrag erst einige Tage später halten sollte, beschloss ich, an seinem SE-Workshop teilzunehmen. Ich saß ganz hinten und sog wissbegierig alles in mich auf. Als er nach einem Freiwilligen fragte, der ihm helfen sollte, seine Methode zu demonstrieren, schoss meine Hand nach oben. Ich ging nach vorn, um vor die 100 Teilnehmer zu treten, und Peter Levine fragte mich, woran ich arbeiten wolle. Verzweifelt suchte ich nach etwas Sinnvollem. Meine Angst vor Nagetieren kam mir in den Sinn. Ich habe Angst vor Mäusen, aber Ratten hasse ich.

Peter Levine fragte mich, wo in meinem Körper ich die Angst fühle, dann fragte er, wo ich mich in meinem Körper *ruhig* fühle. Er leitete mich an, meine Aufmerksamkeit auf die Stelle der Ruhe zu lenken, und spontan schloss ich meine Augen. Mein Kopf fing an, sich von selbst zu bewegen, und Peter Levine reagierte darauf, indem er mir sanft eine Hand auf den Hinterkopf legte, während die andere meinen Nacken wiegte.

Binnen Sekunden befand ich mich in einem wirbelnden Strudel, der mich nach unten zog, und ich fragte mich: „Was ist das?" – „Der Geburtskanal", lautete die Antwort aus meinem Inneren. Ich wusste, dass meine Ankunft in dieser Welt mit einem 18-stündigen Trauma wegen der um meinen Hals gewickelten Nabelschnur einhergegangen war. Während Peter Levine mich anleitete, ging ich tiefer und tiefer in den Vorgang hinein. Zeit und Raum verschwanden, aber schon bald kehrte ich langsam wieder in den Schulungsraum zurück. Ich fühlte mich gehalten und voller Frieden. Ich öffnete die Augen und sah Peters beruhigendes Gesicht. Ich blickte zum Publikum und merkte, dass ich völlig vergessen hatte, dass ich vor einem Raum voller Menschen saß. Ich sah auf die Uhr und stellte fest, dass fast eine Stunde vergangen war. Als ich mich von dem Stuhl erhob, merkte ich, dass meine Haltung gerader, aufrechter war, als sie jemals gewesen war.

Beim Abendessen setzte ich mich zu Peter Levine an den Tisch und wir sprachen über die Erfahrung, durch die er mich in der Sitzung an jenem Nachmittag geleitet hatte. Er erklärte, wie er mich zwischen meinem „heilenden Strudel" und meinem „Trauma-Strudel" hatte hin und her „pendeln" lassen. Er achtete darauf, mich in dem heilenden Raum zu halten, und führte mich nur gelegentlich für einen Augenblick an den äußeren Rand des Trauma-Raumes.

Was er erzählte, war alles neu für mich, aber intuitiv sah ich einen Sinn darin. Ich erzählte ihm, dass ich bei der Konferenz war, um EMDR vorzustellen, und er meinte, das sei eine sehr starke Technik – mitunter eigentlich zu stark. Er war der Meinung, es sei retraumatisierend für die Betreffenden, beim Heilungsprozess zu sehr aktiviert zu werden. „Langsam ist schnell, und schnell ist langsam“, sagte er zu mir und fügte hinzu: „Der Körper ist die ultimative Ressource.“ Diese beiden Dinge gingen mir nicht aus dem Kopf, als ich mich auf den Weg zurück nach New York machte.

***

Einige Monate später nahm ich am ersten Teil des SE-Trainings teil. *Somatic Experiencing* unterschied sich sehr von EMDR, da hierbei im Vordergrund stand, körperliche Empfindungen behutsam zu verfolgen. In dem Lehrgang wurde uns beigebracht, die Aufmerksamkeit eines aktivierten Klienten auf *die* Stelle in seinem Körper zu lenken, an der er sich am ruhigsten und am stärksten geerdet fühlte. Wir wurden auch angewiesen, nicht zuzulassen, dass der Klient sich zu sehr auf seine körperliche Belastung konzentrierte. Die Idee war, den Klienten nur an den äußeren Rand der Spannung oder des Schmerzes zu führen, und das nur kurz. Der Trainer erklärte, wie das Berühren dieses Randes hilft, die Erstarrung des Traumas zu lösen und es aufzulösen. Ich war beeindruckt von der Methode und beeindruckt von den Ergebnissen.

Nachdem ich wieder in meiner Praxis war, wo ich bereits meine behutsamere Version von EMDR anwendete, fragte ich mich, wie ich sie mit SE integrieren könne. Die Verfahrensweise bei EMDR sieht vor, zunächst das Ausgangsthema, die Belastung, auszuwählen, eine negative Kognition (oder Überzeugung) zu finden, die damit verbunden ist, und als Gegengewicht eine positive Überzeugung zu lokalisieren. Der nächste Schritt besteht dann darin, Zugang zu der emotionalen Reaktion zu erhalten und festzustellen, wo die aktivierte Belastung im Körper festgehalten wird. Darauf folgt die sogenannte Desensibilisierung, die mit den Augenbewegungen erreicht wird. Der Therapeut führt die Augenbewegung dadurch herbei, dass der Klient dem Finger des Therapeuten folgt, der sich von rechts nach links und wieder zurück bewegt. Während der Klient seine Augen bewegt, beobachtet er seine innere Verarbeitung.

Mir kam der Gedanke in den Sinn: „Was wäre, wenn wir den Klienten bitten, nachdem die körperliche Belastung identifiziert worden ist, eine Stelle in seinem Körper zu finden, wo er sich ruhig und geerdet fühlt?" Ich bezeichnete das identifizierte ruhige, geerdete Gefühl im Körper als die „Körperressource". (Ich bin mir nicht sicher, ob ich diesen Begriff geprägt habe oder ob ich ihn von Peter Levine übernommen habe.) Meine Überlegung war: Wenn wir die Körperressource mit langsamen, sanften Augenbewegungen kombinieren würden, könnte dies instabilen Klienten helfen, nicht überwältigt und retraumatisiert zu werden, wie ich es bei der Anwendung von EMDR bei manchen erlebt hatte.

Ich versuchte es und stellte fest, dass diese neue Kombination von *Natural Flow EMDR* und SE sehr wirksam bei Klienten war, die für den Standard-EMDR-Ansatz zu instabil waren. (Ich möchte darauf hinweisen, dass ich im Zusammenhang mit der Körperressource bewusst nicht die Worte *sicher* oder *Sicherheit* verwende, da viele Menschen ohne Sicherheit aufgewachsen sind oder die Erfahrung gemacht haben, sie immer wieder zu verlieren. Eine Stelle der Sicherheit im Körper zu finden, ist schwieriger, als man vielleicht meint.)

Gleichzeitig fragte ich mich, ob – wenn weniger verwundbare Klienten ihre Verarbeitung mit der ruhigen, geerdeten Stelle machen würden – dies die starken heilenden Effekte mindern könnte, die ich ansonsten beobachtet hatte. Ich experimentierte mit vielen Klienten und stellte fest, dass es keine Minderung bei den Ergebnissen gab. Die Ergebnisse waren oft sogar besser und stärker.

Ich fügte die Körperressource dem EMDR-Verfahren hinzu, und zwar *nach* dem Schritt, bei dem der Klient lokalisiert, wo die Belastung in seinem Körper angesiedelt ist. Diese Synthese wurde einer der Eckpfeiler des *Natural Flow EMDR*, den ich auch also „parasympathische Verarbeitung" bezeichnete. Nach meiner Beobachtung konnten traumatisierte Klienten am besten in einem Zustand der *parasympathischen* Deaktivierung (Beruhigung) heil werden, im Gegensatz zur *sympathischen* Aktivierung (der Vorbereitung zum

Handeln). Das leuchtete ein, denn wenn wir in einen Erregungszustand geraten, bei dem es vermeintlich um Leben oder Tod, also um unser Überleben geht, können unser Gehirn und unser Körper sich nur noch darauf konzentrieren, wie wir wohlbehalten aus der Situation herauskommen. Um zu heilen, müssen wir an einem ruhigen, geerdeten Ort sein.

Einige Jahre später ließ ich Peter Levine eine kurze Erfahrung mit *Natural Flow EMDR* machen, unter Einbeziehung der Körperressource, die ich aus seinem SE übernommen hatte. Er war beeindruckt.

***

Als ich Brainspotting entdeckt und beobachtet hatte, wie gut es wirkte, war eine der Ersten, die ich anrief, Lisa Schwarz, die meine Natural-Flow-EMDR-Seminare überall in den Vereinigten Staaten gesponsert und organisiert hatte. Innerhalb weniger Tage nach meinem Anruf, bei dem ich ihr von Brainspotting erzählt hatte, nutzte sie selbst es aktiv.

Lisa war erstaunt über die ersten Ergebnisse, die sie bei ihren Klienten erzielte. Sie hatte beim *Natural Flow EMDR* bereits Neuerungen eingeführt und mir von ihren Entdeckungen berichtet, insbesondere davon, wie hilfreich die Körperressource bei ihren Klienten mit einer dissoziativen Identitätsstörung (DIS) war. DIS (früher als multiple Persönlichkeitsstörung bezeichnet) ist der Öffentlichkeit am besten durch den Zustand bekannt, von dem die Hauptdarsteller in den Filmen *Sybil* und *Eva mit den drei Gesichtern* betroffen sind. Der antiquierte Begriff „gespaltene Persönlichkeit" führte bei manchen dazu, DIS mit Schizophrenie zu verwechseln, die aber eine ganz andere Krankheit ist.

Eine dissoziative Persönlichkeitsstörung ist das Ergebnis von schweren, wiederholten Traumata in der frühen Kindheit. Die häufigsten Ursachen sind Traumata wie Kindesmisshandlungen oder Missbrauch, insbesondere sexueller Missbrauch und Inzest. Die verschiedenen „Persönlichkeiten", heute als Persönlichkeitsteile bezeichnet, kapseln sich sozusagen im Gehirn ein; das ermöglicht es dem Kind und schließlich dem Erwachsenen, emotional zu überleben.

> Kurz nach meiner Entdeckung von Brainspotting experimentierten Lisa und ich aktiv, um es mit der Körperressource zu kombinieren. Das Ergebnis war eine Abwandlung von Brainspotting, die wir als das „Ressourcenmodell" oder Ressourcen-Brainspotting bezeichneten.
>
> Nach dieser Entwicklung des Ressourcenmodells musste ich einen präziseren Namen für das Brainspotting finden, das wir von Anfang an praktiziert hatten. Ich beschloss, den ursprünglichen Ansatz als das „Aktivierungsmodell" von Brainspotting zu bezeichnen, da wir mit den Klienten in einem bewusst erhöhten Zustand der Aktivierung arbeiteten.

Ich hatte ursprünglich beobachtet, dass der starre Blick auf Brainspots Klienten wesentlich mehr auffing, zusammenhielt und einband als die Augenbewegungen von EMDR. Wenn die Augen ruhig auf einen Punkt blicken und in dieser Position gehalten werden, entsteht weniger Gehirnaktivität, als wenn die Augen bewegt werden, insbesondere, wenn die Augen schnell bewegt werden. Folglich dachte ich, die Körperressource sei beim Brainspotting weniger erforderlich als bei *Natural Flow EMDR*.

Bis zu einem gewissen Grad stimmte das auch. Brainspotting hat jedoch eine so „laserartige" Wirkung, dass verschüttete Traumata schnell ausgegraben und zutage gefördert werden können. Die Wiederbegegnung mit diesen Traumata kann eine sehr starke Aktivierung hervorrufen und manche instabilen Klienten sogar destabilisieren. Wenn dies einmal passierte, leitete ich den Klienten schnell von der bewussten Wahrnehmung seiner körperlichen Aktivierung weg und zu den ruhigen, geerdeten Ressourcen in seiner körperlichen Wahrnehmung hin.

Ich sage zu meinen Klienten gerne: „Was im Körper ist, das ist auch im Gehirn, und was im Gehirn ist, das ist auch im Körper.“ Das heißt, dass alles, einschließlich körperlicher Empfindungen, im Gehirn gefühlt wird. Ein Schmerz im Knie ist somit in Wirklichkeit eine Illusion, da es in Wahrheit ein Schmerzimpuls ist, der von dem Knie ausgeht, der jedoch im Gehirn gefühlt, empfunden, gespürt wird.

Wenn Sie jemals eine fMRT- (funktionelle Magnetresonanztomografie) oder eine SPECT-Aufnahme (Einzelphotonen-Emissionscomputertomografie) vom Gehirn eines Trauma-Überlebenden sehen, werden Sie erkennen: Darauf sind die aktivierten Hirnregionen in der Regel gelb oder rot dargestellt, wegen der erhöhten Durchblutung in diesen Regionen. Ruhige oder stille Hirnregionen sind für gewöhnlich blau, was eine normale Durchblutung widerspiegelt. Die Körperregion, in der der Klient sich aktiviert fühlt, korreliert wahrscheinlich mit dem Gelb und Rot im Gehirn, und die blauen Regionen entsprechen wahrscheinlich dem Bereich, wo die Ruhe oder das Geerdetsein des Körpers im Gehirn angesiedelt ist.

Das heißt, wenn Brainspotting-Therapeuten jemanden anleiten, sein Bewusstsein auf seine Körperressource zu verlagern, stellen sie bei ihm in Wirklichkeit den Kontakt zu seiner Gehirnressource her. Die Aufmerksamkeit zu dieser Stelle zu verlagern ist für *jeden* hilfreich und entspannend, aber für jemanden, der an einem Trauma oder einer anderen psychischen Belastung leidet, kann es eine tiefgreifende Erfahrung sein. Entsprechend ist die Körperressource die Grundlage des Ressourcenmodells von Brainspotting.

***

Die erste Erweiterung, die ich bei Brainspotting vornahm, war die, auf der Grundlage der Idee der Körperressource das Konzept eines Ressourcen-Brainspots zu entwickeln (inzwischen auch als Ressourcen-Spot bezeichnet). Dieser Spot stammt aus dem Inneren Fenster, da die bewusste Teilnahme des Klienten erforderlich ist, um ihn zu finden. Sie erinnern sich, der Therapeut bewegt den Zeigestab zuerst horizontal (entlang der x-Achse) und dann vertikal (entlang der y-Achse), um die Augenposition zu finden, an der der Klient die stärkste Aktivierung empfindet. Das Gleiche machen wir beim Ressourcenmodell, nur dass wir hier nach *dem* Spot suchen, an dem der Klient sich am *ruhigsten* und am meisten *geerdet* fühlt.

Ursprünglich habe ich die Klienten gefragt, welche Position sich für sie am besten anfühle. Lisa Schwarz korrelierte den Spot dann direkt mit der positiven Körpererfahrung. Sie fragte die Klienten: „Wo spüren Sie das ruhige, geerdete Gefühl in Ihrem Körper am meisten?“ Dann bewegte sie den Zeigestab und fragte: „Links von Ihnen, in der Mitte oder rechts von Ihnen?“ Sie stellte eine direkte Verbindung zwischen der Körperressource und dem Brainspot her und bis heute ist das die Vorgehensweise, die Brainspotting-Trainer auf der ganzen Welt Therapeuten beibringen, um ihnen zu zeigen, wie sie ihn finden.

Brainspotting ist im Vergleich zum EMDR mit seinen ständigen schnellen Augenbewegungen ein fokussierter Prozess, der die Klienten mehr bindet und hält. Durch die Körperressource und die langsameren Augenbewegungen wird zwar auch EMDR sanfter und nutzerfreundlicher für Klienten. Aber bei demjenigen Modell von Brainspotting, das Klienten mehr auffängt, bindet und hält, sind die Wirkungen der Körperressource noch tiefgreifender. Man kann sogar behaupten, das Ressourcenmodell von Brainspotting sei so wirksam, dass es bei *allen* Klienten angewendet werden sollte.

Jahrelang versuchte Lisa, mich zu ermuntern, zu drängen und zu überreden, das Ressourcenmodell mehr zu nutzen und zu unterrichten, als ich es tat. Ich war der Überzeugung, dass es bei den meisten Klienten genüge, wenn sie ihren Blick auf den relevanten Punkt hefteten. Aber Lisa und viele derjenigen, die unser Brainspotting-Training machten, arbeiteten mit stärker traumatisierten, verletzlichen und aktivierten Klienten und nutzten das Ressourcenmodell häufiger als ich. Das Ressourcenmodell wird heute in einem Spektrum gesehen und angewendet, das von den am meisten aktivierten Anwendungen von Brainspotting bis zu den stark ressourcengestützten Anwendungen reicht, jeweils abhängig von den

Bedürfnissen des Klienten. Ich bezeichne es als das voll flexible Ressourcenmodell von Brainspotting, das heißt, dass seine Konzepte und Techniken bei allen potenziellen Klienten individuell abgestimmt und genutzt werden können.

***

Zum Beispiel: Fernando

Einer der ersten Klienten, bei denen ich erfolgreich das Ressourcenmodell nutzte, war Fernando (40 Jahre alt), der an Schlaflosigkeit und an einer Fibromyalgie litt, die auf eine lange Geschichte gnadenloser Schikanen in der Kindheit zurückzuführen war. Er hatte einen ungewöhnlich geformten Kopf, der von vorne nach hinten schmaler als von einer Seite zur anderen war – das Ergebnis eines Geburtsfehlers. Wegen dieser besonderen körperlichen Eigenart hatte Fernando unter Beleidigungen und Demütigungen gelitten, die mitunter so weit gegangen waren, dass er geschubst und geschlagen worden war. Viele Mädchen in seiner Klasse hatten bei den Verspottungen mitgemacht. Seine Lehrer schienen davon nichts mitbekommen oder sich nicht darum gekümmert zu haben, was alles nur noch schlimmer machte.

All dies führte zu einem Gefühl der Minderwertigkeit und der tiefen Überzeugung: „Ich bin nicht gut genug". Die Verletzung und die unterdrückte Wut gärten in seinem Innern und führten schließlich zu körperlichen Schmerzen und der Unfähigkeit, loszulassen und einzuschlafen. Fernando hielt durch und schaffte es, beruflich seinen Weg zu machen; sein Leiden wollte jedoch nicht enden. Er hatte Angst, auf junge Frauen zuzugehen, da er überzeugt war, wieder zurückgewiesen zu werden. Er hatte nur wenige enge Freunde und war der Überzeugung, dass man Menschen einfach nicht vertrauen konnte.

In seinen ersten Sitzungen ging ich behutsam vor und wollte ihn eine positive Brainspotting-Erfahrung machen lassen. Bei unserem ersten Versuch ging es um Erinnerungen an die scheußlichsten Typen, die ihn schikaniert hatten. Sein SUDS-Grad schoss über die Skala hinaus. Er hatte Angst und Schmerzen, die durch seinen ganzen Körper jagten, als er sich an die schlimmsten Schikanen erinnerte.

Wir begannen an einem Aktivierungsspot und ich ließ ihn schnell seine Körperressource lokalisieren; in seinem Fall war die Stelle, an der er sich ruhig und geerdet fühlte, die, an der seine Füße den Teppichboden in meiner Praxis berührten. Eine Erinnerung nach der anderen an Misshandlungen und Demütigungen kam und ging, nur um durch eine andere abgelöst zu werden. Nach und nach, mit der fortlaufenden Verarbeitung und Befreiung, sank der SUDS-Grad.

Fernando berichtete allerdings von einem intensiven Verarbeitungsprozess *nach* der Sitzung, der dazu führte, dass er sich zerrissen und völlig aufgelöst fühlte und sein Schlaf durch Nachtangst noch mehr gestört war. Deshalb suchte ich in der nächsten Sitzung direkt einen Ressourcen-Brainspot, *die* Augenposition, die ihm das gleiche Gefühl gab, in Kontakt mit der Gegenwart zu sein, das ihm vorher vermittelt worden war, als er seine Füße auf dem Boden spürte. Interessant war, dass er sich dann am ruhigsten und am stärksten geerdet fühlte, wenn seine Augen auf Augenhöhe in der Mitte seines Gesichtsfeldes fixiert waren.

Dieser Spot war der Punkt des Blickkontaktes mit mir. Seine dunklen Augen starrten in meine Augen und suchten nach Zeichen dafür, dass er mir vertrauen konnte und ich ihn nicht zurückweisen oder demütigen würde. Sitzung für Sitzung erforschten seine Augen meine Augen, voller Unsicherheit und Verletztheit. Schließlich konnte er die Empathie und das Mitgefühl wahrnehmen, die in meinen Augen zu lesen waren.

Diese Verarbeitung dauerte viele Monate und Fernando stellte zweifellos mein Durchhaltevermögen auf die Probe. Schließlich war er jedoch in der Lage, dem Hohn und Spott, den er verinnerlicht hatte, Einhalt zu gebieten, sodass er ihn nicht mehr hörte. Stattdessen hörte er eine innere Stimme, die sagte: „Du bist gut genug." Fernando begriff, dass die Stimme aus seinem Innersten kam und dass sie die Wahrheit über ihn wusste. Er begann, besser zu schlafen und sich seinem Körper positiver verbunden zu fühlen. Er gewann sogar das Selbstvertrauen, eine junge Frau zu bitten, mit ihm auszugehen. Sie muss gesehen haben, was er in seinem Innersten entdeckt hatte.

Ich bin überzeugt, dass es für Fernandos Heilung notwendig war, dass er in meiner Praxis festen Boden unter die Füße bekommen hatte und dass er seinen Blick so fest auf mich heften konnte.

Kapitel 5

Gazespotting

Wohin wir schauen, das hat Einfluss darauf, wie wir uns fühlen

Haben Sie schon einmal beobachtet, wie jemand gedankenverloren für eine „halbe Ewigkeit" auf eine bestimmte Stelle am Boden starrte? Oder haben Sie je bemerkt, dass Sie selbst so etwas taten, und sich dann gefragt: „Warum starre ich nur dorthin? Da ist doch nur ein Muster im Teppich." Haben Sie schon einmal beobachtet, wie jemand leidenschaftlich nicht etwa auf einen Gesprächspartner einredete, sondern anscheinend auf einen Riss in der Decke? – Solche Beobachtungen kommen uns vielleicht seltsam und unerklärlich vor und dennoch sind sie allgegenwärtig und faszinierend. Manche glauben, auf solche „sinnlosen" Stellen zu schauen sei eine Form des Vermeidens von Blickkontakt. Das ist es jedoch ganz klar nicht, da wir deutlich sehen können, dass der Fokus der betreffenden Person wie magnetisiert auf diesen speziellen Punkt gerichtet ist.

Es hat schon eine gewisse Ironie, dass dieses Phänomen, das ich als Gazespotting bezeichne, die *dritte* Möglichkeit war, die ich entdeckte, um entsprechende Augenpositionen oder Brainspots zu lokalisieren – schließlich ist es die offenkundigste überhaupt. Wir erleben dieses Phänomen alle immer wieder. Wir registrieren es nur nicht, weil es ein Produkt unseres unbewussten Gehirns ist. Das bewusste, denkende Gehirn kann dieses Phänomen nicht begreifen, sodass dieser Teil des Gehirns es als seltsam, willkürlich oder irrelevant abtut.

Das *unbewusste* Gehirn versteht dieses Phänomen jedoch, weil dieser Aspekt des Gehirns sich so instinktiv darauf einlässt.

Während ich das Äußere und das Innere Fenster erforschte, nahm ich das Gazespotting-Fenster folglich nicht wahr, das sich von selbst öffnete und schloss. Als ich seine Kraft entdeckte, gab es dann sozusagen kein Zurück mehr. Mir war klar, dass dieses intuitive Starren eine dritte Möglichkeit sein konnte, um Brainspots zu lokalisieren.

Mir fiel ein, dass alle Therapien Gazespotting nutzen, wenn auch unbewusst. Heute weiß ich, dass meine Augen, als ich während der Psychoanalyse auf der Couch lag, in jeder Sitzung einen Riss an der Decke fixierten. Diese Stelle an der Decke zog mich magisch an, weil sie mir einen Zugang zum Gehirn bot. Ich fragte mich, ob mein Analytiker mir glauben würde, wenn ich ihm das jetzt erzählte. Ich denke, dass alle Therapien, von der Psychoanalyse bis zur kognitiven Verhaltenstherapie, durch unerkanntes Gazespotting fokussiert sind und gefördert werden.

Erkannt habe ich das durch Folgendes. Ich arbeitete mit James, einem Geschäftsmann in den Fünfzigern, der Angst vor öffentlichem Reden hatte. Seine Geschichte war in der Kindheit und Jugend von Schüchternheit und einer sozialen Phobie geprägt. Sein Vater war ein zorniger Mann, der impulsiv seine Kinder lächerlich machte und sie beschimpfte. Er bezeichnete James und seine Geschwister als „Dummköpfe" und ein Standardsatz war: „Haltet den Mund, ihr wisst nicht, wovon ihr redet." James Mutter beschützte ihre Kinder nicht. Sie war selbst Zielscheibe seiner Verachtung und dadurch eingeschüchtert und verängstigt.

Der erwachsene James war intelligent und fleißig, besuchte das College und machte seinen Abschluss als Magister der Betriebswirtschaftslehre. Er war erfolgreich in der Geschäftswelt, jedoch gehandikapt und gehemmt durch die Relikte seiner sozialen Phobie, die sich als Angst vor öffentlichem Reden manifestiert hatten. Wenn er bei geschäftlichen Meetings einen Vortrag zu halten oder eine Präsentation zu machen hatte (was in seiner Position erforderlich war), fühlte er sich, als stünde er ohne Augenbinde vor einem

Erschießungskommando. Das Schlimmste daran war die lähmende Erwartungsangst im Vorfeld eines Vortrags oder einer Präsentation.

James sprach gut auf unsere Sitzungen an, schien das, was er hier gewann, jedoch nicht bewahren zu können, wenn er wieder in seiner Welt war. Ich hatte eine Kombination von Innerem Fenster und Äußerem Fenster angewendet; gelegentlich gehörte auch das Ressourcenmodell zu meiner Kombination, ebenso wie das schwierigere Aktivierungsmodell.

In *einer* Sitzung war James außer sich, als er an eine wichtige Verhandlungsrunde dachte, bei der er im Namen seines Unternehmens sprechen musste. Während er leidenschaftlich über seine Ängste und Albträume sprach, bemerkte ich plötzlich, dass seine Augen auf eine Stelle am Boden neben meinem Stuhl fixiert waren. Während ich ihm zuhörte, beobachtete ich, dass sein starrer Blick mit dieser Stelle verschweißt zu sein schien. Als er schließlich eine Pause machte und den Blickkontakt zu mir wieder herstellte, hatte ich einen Gedanken: Was wäre, wenn ich ihn von dieser Stelle am Boden aus seine Verarbeitung angehen lassen würde, statt ihm zu helfen, einen Spot mit dem Zeigestab zu finden?

Ich sagte: „James, als Sie mit mir redeten, ist mir aufgefallen, dass Sie auf eine Stelle am Boden neben meinem Stuhl starrten ...“ Ich zeigte darauf und sein Blick kehrte an die Stelle zurück und fixierte sie wieder. „Wenn Sie dorthin schauen und über das Meeting nachdenken“, fuhr ich fort, „wie aktiviert fühlen Sie sich dann, auf einer Skala zwischen null und zehn?“

„Acht“, antwortete James. Und als ich ihn fragte, wo er die Aktivierung in seinem Körper fühle, legte er die Hand auf seine Brust und sagte: „Genau hier.“ Er verarbeitete schnell, aber seine Erinnerungen kehrten nicht zu den wütenden Hetztiraden seines Vaters zurück. Stattdessen erinnerte er sich, wie er im Alter von zwei oder drei Jahren versucht hatte, einzuschlafen, während sein Vater auf seine Mutter einschrie. Sein Vater brüllte immer weiter auf sie ein und beschimpfte sie gnadenlos, was für eine schreckliche Hausfrau und Mutter sie sei.

„Ich fühle mich erstarrt", krächzte James und hielt seine Kehle fest. Während seine Augen weiter auf den Gazespot fixiert waren, blitzten schlaglichtartig ähnliche Erinnerungen auf. Seine Panik erreichte einen Höhepunkt und klang dann ab. Nach einer halben Stunde schloss er spontan die Augen und blieb fünf Minuten lang so sitzen. Als er die Augen wieder öffnete, blickte er mir direkt in die Augen und sagte nichts. Ich fragte ihn, wie er sich fühle. „Ich denke, ich kann das", antwortete er. Was er meinte, war klar.

In der darauffolgenden Woche kam James zu mir, setzte sich und sagte: „Ich war etwa fünfzig Prozent besser. Los geht's ...!" Seine Augen fixierten wieder seinen Gazespot. Dieses Muster setzte sich in drei weiteren Sitzungen fort, jedes Mal mit weiteren Erfolgen.

Dann erschien James zum vierten Termin und begann zu reden, nur dass er diesmal nach oben, auf eine Stelle an der Decke starrte. Sie wurde sein neuer Gazespot und ihm kamen schnell Erinnerungen, wie er zu seinem Vater hochgeblickt hatte, während er mit weiteren Beschimpfungen fertiggemacht wurde. Dieser Gazespot führte zu einer fruchtbaren Verarbeitung, die sich über zwei weitere Sitzungen hinzog. Danach berichtete James, dass seine Redeangst entweder verschwunden war oder auf einem so niedrigen Niveau im Zaum gehalten wurde, dass sie ihm nicht mehr zu schaffen machte. Nach einigen weiteren Sitzungen konnte er seine Behandlung abschließen; er kommt nur noch gelegentlich zu einem „kurzen Tuning" vorbei.

Nach meiner Entdeckung bei James konnte ich nicht anders, als fortan bei allen Klienten darauf zu achten, wo sie hinschauten, wenn sie redeten, insbesondere wenn sie über ihre schlimmsten emotional belasteten Erfahrungen sprachen. Manche Klienten fixierten *eine* Stelle, andere starrten auf zwei, drei oder mehr Stellen. Ich prägte mir ein, wo sie meistens hinsahen, wo sie am längsten hinsahen und wo sie am stärksten aktiviert zu sein schienen. Je mehr ich experimentierte, desto mehr interessante Ergebnisse beobachtete ich.

Die Klienten gingen auf so natürliche Weise zum Gazespotting über, dass sie nicht einmal zu registrieren schienen, dass sie Brainspotting praktizierten! Wenn ich nicht sicher war, auf welchen ihrer zahlreichen Gazespots sie sich konzentrieren sollten, bat ich sie, ihn selbst zu wählen. Sie schienen immer intuitiv zu wissen, wohin sie schauen sollten. Gazespotting wurde ein ausgezeichneter Weg, um neue Klienten in Brainspotting einzuführen. Sie mussten nicht zu einem Brainspot geleitet werden oder die seltsame Erfahrung machen, auf die Spitze eines Zeigestabs zu starren. Sobald sie die Kraft eines Brainspots erkannt hatten, konnten sie in der Regel leicht verstehen und zum Inneren oder Äußeren Fenster übergehen.

In meinem anhaltenden experimentellen Eifer fragte ich mich, welche Art von Brainspotting die beste sei. Waren die anderen Formen durch Gazespotting obsolet geworden? Ich stellte fest, dass die drei Modelle unterschiedlich waren und dass jedes auf seine Art einmalig war. Manche Klienten sprachen am besten auf die eine Form an, während andere darauf überhaupt nicht ansprachen. Manche Klienten hatten Vorlieben, diese waren aber schwer vorherzusagen. Eine Reihe von Klienten sagte mir, dass Gazespots, wie ich sie nannte, nicht so wirksam seien wie Innere Fenster, und sie hatten das Gefühl, dass bei ihnen nicht so viel dabei herauskam. Sie waren eher Abenteurertypen, nach dem Motto: „Nichts wie ran!", bei denen *mehr* besser ist.

***

In ihrer Studie über Augenfixierung haben Susana Martinez-Conde und Stephen L. Macknik (*Scientific American*, August 2007) festgestellt, dass die Augen sich unmerklich weiter bewegen, wenn wir den Blick auf etwas fixieren. Diese „Mikrosakkaden" sind notwendig, weil ein völlig *fixiertes* Starren dazu führen würde, dass das Objekt unserer Aufmerksamkeit allmählich aus unserem Blickfeld verschwände. Martinez-Conde und Macknik stellen auch Spekulationen an über die unzähligen Effekte im Gehirn, die durch das Starren mit fixiertem Blick (*Fixed-Eye Gaze*) ausgelöst werden, und untersuchen diese. Vielleicht werden sich unsere Wege an irgendeinem Punkt kreuzen, und jeder von uns kann einen Beitrag zu den experimentellen Arbeiten des anderen leisten. Ich bin der festen Überzeugung, dass die Antworten auf die Fragen, wie und warum Brainspotting funktioniert, im Gehirn und seinen Verbindungen zu den Augen liegen. Ebenso bin ich überzeugt davon, dass das, was wir bei allen unseren klinischen Brainspotting-Forschungen festgestellt haben, Wissenschaftlern helfen wird, die Rätsel des Gehirns besser zu verstehen.

Da bei Klienten während einer Verarbeitung mit Gazespots eine geringere Aktivierung aufzutreten scheint als bei traditionellen Brainspots, stellt sich die Frage: Ist ein Gazespot eine Form von Ressourcen-Brainspot? Das ist eine interessante These und die Antworten scheinen subtil zu sein.

Jedenfalls scheint die Aktivierung, die Klienten empfinden, wenn sie auf Gazespots schauen, weniger intensiv zu sein als die, die sie spüren, wenn sie auf Brainspots schauen, die durch das Innere oder Äußere Fenster gefunden wurden, und für die meisten Klienten ist Gazespotting ein sanfter Prozess, der problemlos zu fließen scheint. (Es waren nur einige wenige Klienten, die auf Gazespots in *der* Form reagiert haben, dass sie sagten: „Ich möchte dort nicht hinsehen. Ich mag es nicht, wie ich mich dann fühle." Er war, als würden ihre Augen zu einem Unfall auf der Autobahn hingezogen; sie waren gezwungen, hinzusehen, obwohl sie eine Aversion dagegen hatten.)

Bei näherer Betrachtung haben Gazespots andere Eigenschaften als Ressourcen-Brainspots, die wegen ihrer beruhigenden, erdenden Eigenschaften ganz bewusst und bereitwillig *gesucht* werden. Ich habe beobachtet, dass Klienten, die sehr dissoziativ und anfällig dafür sind, überwältigt zu werden, besser mit dem Ressourcenmodell zurechtkommen. Sie müssen mit den Füßen ganz klar auf festem Boden in der Gegenwart stehen; das bietet ihnen dieses Modell. Gazespotting ist ein natürlicher Weg, der aber weder im wahrsten noch im übertragenen Sinne den Klienten *erdet*, wie es beim Ressourcenmodell der Fall ist.

> ***Gazespotting …***
>
> … ist nach meinem Verständnis ein Prozess, der ganz anders als das Innere-Fenster- oder das Äußere-Fenster-Brainspotting Zugang zum Gehirn hat. Es kommt mir wie eine spontane Form des Scannens unserer inneren neuronalen Umwelt durch intuitives Scannen unseres Gesichtsfeldes vor. Durch unbewusste Mechanismen, die auf unser evolutionäres Erbe bis in die Tierwelt zurückzugehen scheinen, wissen wir, wohin wir schauen müssen, um das zu finden, was wir brauchen.
>
> Diese Reaktion wird als Orientierungsreaktion bezeichnet und sie schließt auch ein Scannen der Umwelt auf Gefahren und auf Sicherheit mit ein. Es handelt sich dabei in Wirklichkeit um einen Reflex, der uns helfen soll, die Sicherheit eines Schutzes oder Zufluchtsortes oder die Verfügbarkeit von Nahrung zu lokalisieren.

Die tiefe, gezielte Art und Weise, wie wir manchmal einige Minuten auf etwas starren, spiegelt klar wider, wie es uns hilft, Zugang zu etwas in unserem Innern zu erhalten und unseren Fokus darauf aufrechtzuerhalten. Und dieser Prozess ist sowohl auf der Ebene der Erfahrungen als auch des Nervensystems informativ. Unser äußerliches Starren eröffnet uns etwas tief in unserem Inneren, das wir brauchen, auch wenn es sich unserer bewussten Wahrnehmung völlig entzieht. Wir sind tief in Gedanken verloren, wenn wir tief in uns selbst sind.

Nehmen wir das „Tausend-Meilen-Starren“, das wir bei Kriegsveteranen und Überlebenden von Naturkatastrophen sehen. Es wird für gewöhnlich als Kennzeichen einer Dissoziation verstanden: als ob die betreffende Person in Wirklichkeit geistig nicht da wäre. Die Dinge sind jedoch nicht immer das, nach was sie aussehen oder was wir in sie hineininterpretieren. Nach meiner Auffassung ist das Starren in die weite Ferne ein Spiegel dessen, dass diese Menschen tief in sich selbst hineinschauen, an eine weit entfernte Stelle in ihrem Unbewussten. Sie sind nicht „weg"; sie suchen nur etwas, was sehr schwer fassbar und weit weg, weit weg in ihrem Innern ist. Wenn ich diese Trauma-Überlebenden dazu anhalte, wahrzunehmen, welche Stelle ihre Augen in dem Raum fixieren, und mir von ihren inneren Prozessen zu berichten, treten Erinnerungen zutage und mit der Zeit kommen diese Menschen in die Gegenwart zurück.

Wenn ich Gazespotting im Rahmen eines Brainspotting-Trainings lehre, gebe ich den Teilnehmern immer eine Warnung mit auf den Weg: „Dieses Modell ist so natürlich, so einfach und so wirksam, dass Sie versucht sein werden, es *ausschließlich* zu benutzen und alle Ihre anderen Brainspotting-Tools zu vernachlässigen. Tappen Sie nicht in diese Falle!" Brainspotting ist eine Kunst und Wissenschaft, die unendlich viele Varianten und Kombinationsmöglichkeiten umfasst. Es ist ein Spiegel des Gehirns als eines Organs, das unendlich viele Strukturen und Funktionen hat, die intuitiv zum Ausdruck kommen. Unterschätzen Sie nie das unbegrenzte, unauslöschliche Potenzial des Gehirns, zu überleben und sich seiner Umwelt anzupassen, sowohl innerlich als auch äußerlich.

Kapitel 6

Der „Dual-Attunement-Rahmen"

Der Klient führt und der Therapeut folgt – indem er sich einstimmt und einen Rahmen schafft

Der Klient ist wie der Kopf eines Kometen. Die Rolle des Therapeuten besteht darin, seinen Weg in den Schweif des Kometen zu finden und dem Kopf zu folgen, wo immer er hinfliegt. In dem Moment, in dem der Therapeut zu wissen glaubt, wo der Komet hinfliegt, fällt er aus dem Schweif heraus. „Der Klient führt und der Therapeut folgt" – so lautet die unabänderliche Regel des Eingestimmtseins (*attunement*). Das Eingestimmtsein ist ein Schlüsselelement von Brainspotting, wie meine Arbeit mit einer Klientin namens Betty verdeutlicht.

Vor einigen Jahren kam Betty zu mir, nachdem bei ihr sechs Monate vorher eine paranoide Schizophrenie diagnostiziert worden war. Sie hörte Stimmen und hatte das Gefühl, dass da draußen jemand war, der sie „kriegen" wollte. Ihre Symptome begannen, als sie nach einer Notoperation zur Entfernung ihrer gerissenen Milz im Krankenhaus war. Ihren Ärzten war nicht bekannt, dass die bedrohlichen Stimmen, die sie hörte, als Nebenwirkung von den Schmerzmitteln ausgelöst worden waren, die man ihr verabreichte. Wie auch immer: Als sich die Symptome verschlimmerten, wurde ihre Medikamentendosis dann sogar noch erhöht. Um alles nur noch schlimmer zu machen, wurde Betty fixiert, da das

Pflegepersonal fürchtete, sie könne sich selbst verletzen. Nachdem sie sich von der Operation erholt hatte, wurde sie dann in eine psychiatrische Einrichtung eingewiesen. Ihr wurden starke Dosen Antipsychotika (Neuroleptika) verschrieben, die sie bestenfalls ruhigstellten.

Als die Nebenwirkungen der Schmerzmittel abklangen, bekam sie allmählich wieder Boden unter den Füßen. Sie wurde aus der Psychiatrie entlassen mit einem Rezept für Antipsychotika, das sie sofort wegwarf. Sie wusste aber, dass etwas nicht in Ordnung war, weil sie immer noch die Stimmen in ihrem Kopf rumoren hörte. Als sie sich näher mit den Nebenwirkungen von Antipsychotika beschäftigte, stieß sie darauf, dass Schmerzmittel bei einem kleinen Prozentsatz der Patienten als Nebenwirkungen Paranoia und Halluzinationen hervorrufen können. „Das trifft auf mich zu!", dachte sie. „Aber warum höre ich diese Stimmen immer noch?"

Betty bekam eine Überweisung zu einem Therapeuten und ging zur ersten Sitzung, in der Erwartung, die Hilfe zu bekommen, die sie benötigte. Der Therapeut beendete die erste Evaluationssitzung damit, dass er ihr empfahl, einen Psychiater aufzusuchen und sich wieder Antipsychotika verordnen zu lassen; schließlich höre sie ja immer noch Stimmen. Sie weigerte sich, aber der Therapeut war nicht bereit, sie weiter zu behandeln, und bezeichnete sie als „therapieresistent". Betty brauchte sechs Monate, um wieder den Mut zu fassen, erneut einen Versuch zu unternehmen und Hilfe zu suchen. Ein Freund, dem sie vertraute, verwies sie an mich.

In unserer ersten Sitzung erzählte Betty zögernd ihre Geschichte. Sie fürchtete, ich würde sie für „verrückt" halten und sie wieder auf Medikamente setzen wollen oder, schlimmer noch, sie wieder in die Klinik einweisen. Obwohl die Stimmen immer noch da waren, schien mir Betty in jeder anderen Hinsicht bei absolut klarem Verstand zu sein. Sie versuchte nicht, mich von ihrer geistigen Gesundheit oder Zurechnungsfähigkeit zu überzeugen, wie Klienten mit paranoider Schizophrenie es ansonsten oft tun. Sie hatte einfach Angst, ich würde ihr nicht glauben.

Ich sage gerne: „Ein guter Therapeut ist ein guter Detektiv.“ Ich hörte ihr also aufmerksam zu, um mögliche Hinweise zu finden. Was die Literatur mir sagte, war *eine* Sache, aber was mein Instinkt mir sagte, war eine ganz andere. Mein Eindruck war, dass Betty tief traumatisiert worden war – durch die Operation, durch die Stimmen, die danach auftraten, und ebenso durch die Fixierung. Ich bot ihr an, das Ressourcenmodell von Brainspotting bei ihr anzuwenden. Als ich ihr im Einzelnen erklärte, wie es funktionierte, war sie erstaunlich empfänglich für die Idee, angesichts dessen, was sie durchgemacht hatte.

Wir begannen damit, dass sie zu all den Bildern und Geräuschen bei ihrer Notaufnahme im Krankenhaus wegen ihres Milzrisses zurückging. Ihr SUDS-Grad schnellte sofort ruckartig in die Höhe, auf zehn, und sie berichtete, dass ihr Herz in der Brust heftig poche. Ich bemerkte, dass sie mit den Händen fest die Stuhllehnen umklammerte, und ich fragte sie, wie sich das anfühle. Sie antwortete: „Es ist das Einzige, was mich in diesem Raum hält!“ Wir nutzten ihre Hände als ihre Körperressource. Ihr Blick war auf meine Augen fixiert und ich fragte sie, wie sich das anfühle. „Irgendwie beruhigend“, erwiderte sie. Somit war der Blickkontakt mit mir ihr Ressourcen-Brainspot.

Die Verarbeitung erfolgte chronologisch zum Ablauf der Ereignisse, die sie vor und nach ihrer Operation erlebt hatte. Betty erinnerte sich, dass die Stimmen direkt angefangen hatten, als sie aus der Narkose aufwachte. In dem Moment in ihrer Verarbeitung *erinnerte* sie sich mehr an die Stimmen, als dass sie sie tatsächlich hörte. Ich fragte mich, ob sie vielleicht die Stimmen der Ärzte gehört hatte, während sie unter Narkose war, sagte mir jedoch, dass ich nicht auf voreilige Schlussfolgerungen anspringen dürfe. Betty spürte die Fixierung an ihren Armen und Beinen buchstäblich, als sie sich daran erinnerte, wie sie vom Pflegepersonal angegurtet worden war. Ihre Erinnerungen griffen zeitlich etwas voraus, als sie zu ihrer Einweisung in die Psychiatrie wanderten. Sie erinnerte sich an den Horror, in einer Abteilung mit akut psychotischen Patienten eingesperrt zu sein.

Während ihres gesamten Verarbeitungsprozesses blieben ihre Augen auf meine fixiert; vielleicht versuchte sie, darin zu sehen, ob ich ihr glaubte. Sie verarbeitete sogar die negative Erfahrung mit dem Therapeuten, der sich weigerte, sie zu behandeln, als sie nicht bereit war, wegen einer Medikation zu einem Psychiater zu gehen. Am Ende der Sitzung war ihr SUDS-Grad auf zwei gefallen und sie empfand in ihrem ganzen Körper eine große Erleichterung, wenn sie auch erschöpft war. Wir vereinbarten, dass sie in der darauffolgenden Woche wiederkommen sollte.

Als Betty wiederkam, erzählte sie mir, dass ihr Angstniveau während dieser Woche stetig angestiegen war. Sie hörte jetzt nur *eine* Stimme, es war die eines Mannes. Das Gefühl von den Fixierungen an ihren Armen war auch zurückgekommen und es war stark und erschreckend. Ihr SUDS-Grad war wieder bei zehn. Ich fragte mich, ob unsere letzte Sitzung doch nicht so erfolgreich gewesen sei, wie ich geglaubt hatte. Ich hielt mich wieder dazu an, keine Annahmen zu formulieren, sondern auf Bettys Prozess zu vertrauen und ihm zu folgen, wo immer er auch hinführte.

Statt sie wieder zu der Operation und dem Krankenhausaufenthalt zurückzubringen, sagte mein Bauchgefühl mir, dass wir direkt dort anfangen sollten, wo sie jetzt war. Ich hielt sie dazu an, ihr Bewusstsein auf die Stimme und das Gefühl der Fixierung an ihren Armen zu lenken. Ihre Augen schossen sofort nach links, zum Fenster in meinem Behandlungszimmer. Sie riss die Augen weit auf und schrie: „Nein, nein, nein!“ Betty sah, wie eine Tür aufging und ihr Onkel hereinkam. Sie war in die Zeit zurückversetzt, als sie fünf Jahre alt war. Betty saß wie versteinert da, als sie spürte, wie er näherkam, ihre Arme nahm und sie festhielt. „Es ist seine Stimme!“, schrie sie. Dann erinnerte sie sich, wie er sie ein Jahr lang jeden Tag sexuell belästigt hatte, während ihre Mutter bei der Arbeit war.

Ich griff sofort ein und lenkte Bettys Aufmerksamkeit zu dem Gefühl in ihren Händen auf den Stuhllehnen und in ihren Füßen am Boden zurück. Ich hielt sie dazu an, auf den Klang meiner Stimme zu hören, um sicherzugehen, dass sie so viel wie möglich in der Gegenwart blieb. Am Ende der Sitzung war sie verwirrt und von Gefühlen überwältigt, aber auch erleichtert, dass sie die Stimme mit dem Onkel verbinden konnte, von dem sie wusste, dass er sich sowohl ihr als auch ihrer Schwester gegenüber schändlich verhalten hatte. Wachgerufene oder wiederentdeckte Erinnerungen an Missbrauch werden in der Psychologie kontrovers diskutiert; ich überlasse es immer den Klienten, zu entscheiden, ob ihre Erinnerungen richtig und präzise sind. Diese Bilder und andere sensorische Erfahrungen, die scheinbar aus dem Nichts auftauchen, können in jedem Fall mit Brainspotting verarbeitet werden.

Betty setzte ihre Brainspotting-Sitzungen bei mir sechs Monate lang fort und wir verarbeiteten ihre Erinnerungen an ihren Onkel und andere Traumata aus ihrer Kindheit. Die Operation und die Nebenwirkungen der Schmerzmittel scheinen die Missbrauchserinnerungen, die durch Dissoziation tief begraben waren, zutage gefördert zu haben. Keiner der Experten, die sie aufgesucht hatte, war darauf eingegangen. Das Stimmenhören hatte eine zusätzliche Traumaspirale in Gang gesetzt, deretwegen bei ihr fälschlicherweise eine paranoide Schizophrenie diagnostiziert worden war und deretwegen sie fixiert, stark sediert und in eine psychiatrische Einrichtung eingewiesen worden war. Alle diese Erfahrungen waren letzten Endes mit dem Ressourcenmodell von Brainspotting behandelbar. Die Stimmen, die Betty gehört hatte, verschwanden und sie fühlte sich schließlich selbstsicher und stark in ihrem Körper.

Die Arbeit mit ihr war sehr befriedigend für mich und lehrte mich gleichzeitig auch Demut. Ich bin natürlich nicht davor gefeit, Fehler zu machen. Aber ich hatte mich auf den Prozess mit ihr eingelassen, ohne Annahmen zu treffen, und ich hatte mich nicht von Symptomen ablenken und auf Abwege bringen lassen, die eine Diagnose nahelegten, die jedoch nicht richtig war. Betty führte und ich folgte. Sie war der Kopf des Kometen und ich musste hart daran arbeiten, um in ihren Schweif zu kommen und darin zu bleiben.

Das Herzstück der Arbeit mit Betty war meine Fähigkeit, ihr zuzuhören und darauf hinzuwirken, dass sie sich auf eine vertrauensvolle Beziehung einließ. Was bei ihrer Geschichte an Inhalten zutage getreten war und auch die Traumata, die sie im Krankenhaus und in der Klinik erlebt hatte, stellten für ihre Fähigkeit, zu vertrauen, eine große Herausforderung dar, sodass ich ihr Vertrauen erst gewinnen musste. Das Trauma saß tief in Bettys Gehirn und war in ihrem Körper zu spüren, sodass sie zusätzlich zu der *Beziehung* den *Gehirn-Körper-Fokus der Augenpositionen* beim Brainspotting und bei der Verarbeitung brauchte. Jahre später prägte ich für die Kombination von Gehirn-Körper-Fokus und Therapeut-Klient-Beziehung beim Brainspotting die Bezeichnung „Dual-Attunement-Rahmen".

***

Brainspotting hat seit seinen Anfängen viele Verwandlungen durchgemacht. In den ersten Jahren nach seiner Entdeckung waren die Aufmerksamkeit und Schwerpunktsetzung mehr auf „technische" Entwicklungen als auf klinische gerichtet. Brainspotting war ja so neu und es gab so viel zu beobachten und aufzunehmen ... Von Anfang an waren andere Therapeuten darin einbezogen. Meine Freunde und Kollegen bildeten eine aufkeimende „Brainspotting-Gemeinde", die für mich eine Quelle für Feedback und für Nachfragen war. Mit Augenpositionen zu experimentieren und die Reaktionen darauf zu untersuchen, das beherrschte den Alltag. Es wurden mehr Techniken erforscht und verworfen, als schließlich übernommen wurden.

Das war faszinierend zu beobachten, da die Dynamik der Untersuchungen offen und fließend war. Ich versuchte zu *verstehen*, was ich entdeckt hatte, was es *war* und was es *nicht* war – ein Prozess, der immer noch andauert. Ich schenkte der Lokalisierung der Brainspots und der Verarbeitung, die sich daraus ergab, so viel Aufmerksamkeit und war so hingerissen davon, dass mein Bewusstsein vom

Herzstück der Heilung abgelenkt wurde: von der Beziehung zwischen dem Therapeuten und dem Klienten. Es dauerte eine Weile, bis ich die Idee des *Dual Attunement* entwickelte, und es dauerte noch länger, sie in das Rahmenkonzept zu integrieren.

2007, einige Jahre nach meiner ursprünglichen Entdeckung, bereitete ich mich auf einen Vortrag beim Jahresretreat von Oliver Schubbe vor, meinem deutschen Freund, dem Pionier der europäischen Brainspotting-Gemeinde. (Ich erzähle diese Geschichte in Kapitel 14.) Ich schrieb an einem Flipchart-Blatt, um meinen Vortrag zu strukturieren. Die Ideen und Worte begannen zu fließen und ich versuchte, sie auf dem Papier festzuhalten, so schnell ich konnte.

Mir war klar geworden, dass meine Betonung der Arbeit mit der Augenposition mich von meinen therapeutischen Wurzeln abgelenkt hatte, und mein Gehirn begann, die technischen und relationalen Aspekte meiner Entdeckung schneller zu integrieren, als ich schreiben konnte. In meinem Kopf sah ich eine Doppelhelix, bei der das Klinische und das Technische miteinander verflochten waren. Die Worte „klinisches Brainspotting“ kamen mir in den Sinn und ich schrieb sie ganz oben auf das Papier. Dann schrieb ich jede Ecke des Flipchart-Blattes in knapp 15 Minuten voll.

Nachdem ich mein Gekritzel nochmals gesichtet und entziffert hatte, merkte ich, dass ich bereits den gesamten Vortrag entwickelt hatte. Ein neuer Leitsatz kam mir in den Sinn: „Die Beziehung ist nicht dazu da, dem Brainspotting zu dienen – das Brainspotting ist dazu da, der Beziehung zu dienen.“ Seither habe ich diese Worte unzählige Male bei Schulungen und Vorträgen gesagt. Es lohnt sich, sie zu wiederholen – ja, sie sind entscheidend für das Verständnis von Brainspotting.

Kommen wir zum Oktober 2009: Ich hatte das klinische (oder relationale) Brainspotting-Modell entwickelt und es in die Schulungen integriert. Lisa Schwarz und ich führten ein Brainspotting-Training in Boulder, Colorado, durch, einem der größten Brainspotting-Zentren auf der Welt. Hier kommt Dr. Robert Scaer ins Spiel, Autor von *The Body Bears the Burden* und *Das Trauma-Spektrum*. Bob ist ein „Weltklasse-Experte“ im Bereich Gehirn und psychische Traumata.

Er hat entdeckt, dass viele physische Beschwerden, wie etwa ein Schleudertrauma, durch eine Geschichte von PTBS erheblich verschlimmert werden, insbesondere bei PTBS aufgrund eines Kindheitstraumas. Ich nutze Bob als Hilfsquelle, wenn neurologische Fragen auftauchen; das schützt mich davor, bei diesem Thema durch Wissenslücken aufzufallen.

Bei dem besagten Training in Boulder schwärmte Bob bei der Beantwortung einer Frage eloquent von dem „vorzüglichen Eingestimmtsein" (*attunement*) beim Brainspotting, und wie es sowohl relational als auch neurologisch dem Klienten folge. Ich hatte das Gefühl, als hätte mich ein Blitzschlag getroffen. In wenigen Sätzen hatte Bob das Herzstück von Brainspotting erfasst: Es war nicht nur das Eingestimmtsein des Therapeuten auf den Klienten als Person, sondern auch auf das *Gehirn* des Klienten, was erklärte, warum Brainspotting so wirksam und einzigartig war. Ich achtete von da an darauf, wie dieses simultane Eingestimmtsein bei meiner Arbeit mit meinen Klienten zutage trat.

Ich wusste, ich musste einen angemessenen Namen für dieses Phänomen finden. Bei der Beschäftigung mit den Abläufen und Regeln von EMDR hatte ich das Konzept der dualen Aufmerksamkeit kennengelernt:

> Wenn jemand *zwei Dingen gleichzeitig* Beachtung schenkt, ist das Gehirn grundsätzlich offener für Veränderungen. Die duale Aufmerksamkeit scheint das Gehirn empfänglicher dafür zu machen, bei der Auseinandersetzung mit den gleichen, bekannten Erfahrungen *neue* neuronale Pfade zu beschreiten. Es leuchtet ein, dass Brainspotting die duale Aufmerksamkeit nutzt (vielleicht sogar eine *dreifache* Aufmerksamkeit): Die Klienten konzentrieren sich auf eine Augenposition, mit Körperbewusstsein, während sie ihren inneren Prozess verfolgen. Deshalb spielte ich gedanklich mit dem Klang und Rhythmus von *Dual Attention* und kam schließlich auf den Begriff *Dual Attunement.*

Dieser Begriff erfasst das Wesentliche dessen, worum es beim Brainspotting geht. Der Therapeut muss mehrere Aufgaben gleichzeitig erfüllen, um den verschiedenen Ebenen der Kommunikation des Klienten genau zu folgen, und dabei gleichzeitig den Hinweisen zu folgen, die von Augen, Gehirn und Körper des Klienten gegeben werden. All diesen Elementen Aufmerksamkeit zu schenken ist ein sehr schwieriger Balanceakt. Es ist nie eine leichte Aufgabe, auch nicht für mich als Begründer von Brainspotting.

***

Aus der neuronalen Einstimmung beim Brainspotting habe ich viel über die Einstimmung von Person zu Person beim Prozess des Zuhörens gelernt. Die Art und Weise, wie ich *heute* meinen Klienten zuhöre, unterscheidet sich sehr stark davon, wie ich ihnen *vor* Brainspotting zugehört habe. Ich denke heute die ganze Zeit an ihr *Gehirn* und ich sehe und fühle die Informationen, die die langen, komplexen synaptischen Bahnen entlangfließen, während ich ihnen bei ihrer Geschichte zuhöre. Und es hat mir gezeigt, dass das, was ich *dachte*, was der Klient mitteilte, oft etwas ganz anderes ist als das, was ich geglaubt hatte.

Bei Kommunikation geht es immer um Verschlüsseln und Entschlüsseln. Der Sprechende verschlüsselt seine Botschaft und der Zuhörer entschlüsselt sie. Ich habe jedoch beobachtet, dass bei diesem Übersetzen viel mehr verloren geht, als uns jemals bewusst ist. Wir glauben oft, die verschlüsselte Botschaft zu verstehen, wenn dies gar nicht zutrifft, genau wie wir glauben, dass unsere Verschlüsselungen richtig entschlüsselt werden, wenn dies gar nicht stimmt. In der therapeutischen Praxis kann der Heilungsprozess fortschreiten oder sich rückläufig entwickeln – das ist abhängig vom relativen Erfolg dieses Verschlüsselns und Entschlüsselns im Kommunikationsprozess.

Ob sie überleben oder scheitern, das steht und fällt bei relationalen Psychoanalytikern damit, wie gut sie *zuhören*. Gutes Zuhören seitens des Analytikers ist das Herzstück von Freuds „Redekur" sowie der meisten interpersonellen Therapien. Wie gut kann eine Methode überhaupt sein, wenn die Therapeuten ihren Klienten nicht gut *zuhören* können? Mir wurde dieses Zuhören in meiner psychoanalytischen Ausbildung beigebracht und es hat mir in meiner ganzen Laufbahn gute Dienste erwiesen. Bei meiner jahrzehntelangen Arbeit als Therapeut ist die Verbesserung meiner Fähigkeiten des Zuhörens ein ständiger Entwicklungsprozess für mich gewesen.

Brainspotting und meine Studien über das Gehirn haben jedoch die Art und Weise, wie ich zuhöre, drastisch verändert. Als ich erfuhr, dass es bis zu einer Billiarde Verbindungen im Gehirn gibt, wurde mir klar, dass ich keinen Schimmer davon haben konnte, was darin wirklich vor sich geht. Mir dies klar zu machen war tatsächlich befreiend für mich. Da wir das Unfassbare, das Unerkennbare nicht wissen können, wie kommt es dann, dass Therapeuten überhaupt irgendetwas wissen können? Die Antwort ist: *indem wir aufmerksam und konzentriert zuhören, was die Klienten uns sagen, und indem wir nicht annehmen, wir könnten sonst noch etwas erkennen.* Wir nehmen genau das auf, was sie sagen, und in der Reihenfolge, in der sie es sagen. Das ist alles – alles andere ist eine Annahme, die uns durch die Prozesse unseres eigenen Gehirns aufgedrängt wird oder zu der sie uns verleiten.

Diese Art des Zuhörens verlangt ein hohes Maß an Konzentration. Sie verlangt von Therapeuten, ihre eigenen Gedanken wahrzunehmen und beiseitezuschieben, wozu auch die weisen, fundierten, intuitiven Beobachtungen gehören, die ihnen in den Sinn kommen. Diese Art des Zuhörens erfordert Praxis und dass der Therapeut sich ständig um ein „leeres Bewusstsein" bemüht, um jenen bekannten Zen-Zustand. Diesen Zustand finden und verlieren wir bestenfalls immer wieder. Ich arbeite nach wie vor jeden Tag daran und weiß, dass ich das immer tun muss.

Wenn wir unsere inneren Prozesse beiseite räumen, können wir beginnen, den Mitteilungen des Klienten aufmerksam zuzuhören,

Wort für Wort, Satz für Satz. Jeder Mensch spricht eine andere Sprache. Und die gleichen Worte und Ausdrücke in der gleichen Sprache haben für verschiedene Personen unterschiedliche Bedeutungen. Manchmal sind die Unterschiede nur Nuancen, ein andermal sind sie erheblich. Somit obliegt es uns, die Sprache des Klienten zu lernen und sie zu sprechen. Es ist wichtig, nicht *ein* Wort oder *eine* Formulierung zu verändern, wenn wir mit einem Klienten kommunizieren, da bei einer Änderung der Worte das Risiko besteht, ihren Sinn zu verändern. Sorgfältig genau den Wortlaut der Klienten zu verwenden, das sorgt sowohl für das Eingestimmtsein als auch für das Spiegeln, das sie brauchen. Dieses reflektierende, spiegelnde Zuhören kann helfen, sowohl die Seele als auch das Gehirn zu heilen, wenn es konsistent und lange genug erfolgt.

Selbst wenn der Brainspotting-Therapeut schweigt, ist sich der Klient der miterlebenden Präsenz des Therapeuten stets bewusst. Ich weiß, dass es so ist, weil meine Klienten es mir sagen, wenn ich sie danach frage. *Dual Attunement* bedeutet, dass die relationale Präsenz in den technischen, gehirnbasierten Aspekt des Brainspottings integriert wird.

***

In meiner frühen Ausbildung wurde mir beigebracht, dass es zum einen den „Vorstellungsgrund“ des Klienten und zum anderen das reale Problem gibt. Ich habe festgestellt, dass das nicht stimmt. Der Vorstellungsgrund, also das Problem, wie es vom Klienten erlebt, empfunden wird, *ist* das reale Problem. Er verkörpert neurobiologisch und existenziell den bewussten und unbewussten Kampf des Klienten. Er mag emotional, kognitiv, verhaltensspezifisch oder relational sein. Wenn der Vorstellungsgrund aufgelöst ist, ist die Behandlung abgeschlossen.

Ich bin kein Behaviorist, wohlgemerkt. Ich glaube einfach, dass der Klient es immer am besten weiß. Das Problem ist in seinem *Gehirn* – und die *Lösung* ist ebenfalls in seinem Gehirn. Genauso, wie der

Kunde immer recht hat, hat der Klient immer recht. Klienten benötigen gewiss „Psychoedukation“ (ein Begriff, der mich amüsiert), um den Brainspotting-Prozess zu verstehen und sich wirksam daran zu beteiligen. Ich kläre meine Patienten auch mit klaren, grundlegenden Ausführungen darüber auf, wie ihr Gehirn funktioniert, und während der gesamten Behandlung komme ich immer wieder auf diese Informationen zurück. Ich staune, wie Klienten auf diese Informationen über das Gehirn reagieren und daran anknüpfen, wenn sie etwa sagen „Das ergibt *Sinn*“ oder „Ich *empfinde* das als erleichternd“.

Meine Beobachtung ist, dass das bewusste, denkende Gehirn leicht auf Abwege geraten kann, das intuitive Gehirn hingegen nicht. Wir wissen, was wir wissen, und es ist tief in unserem Innern, wo wir es wissen. Wenn ein Therapeut diese innere Weisheit durch aufmerksames Zuhören und Vertrauen auf das, was der Klient zu sagen hat, bestätigt, hat der Klient das Gefühl, dass sein Gegenüber so auf ihn eingestellt oder eingestimmt ist, wie vielleicht noch nie jemand zuvor. Dies hat als solches bereits eine tiefe heilende Wirkung.

Ist also Eingestimmtsein nicht ein Thema für *jede* Therapie und nicht nur für Brainspotting? Nun, ja und nein. Ja, weil diese Prinzipien des Eingestimmtseins für alle Therapieansätze gelten, die auf der Beziehung zwischen dem Klienten und dem Therapeuten basieren. Nein, weil es Grenzen dafür gibt, wie sehr ein Therapeut einen Klienten mit verbalem Austausch alleine wirklich erreichen kann. Reden erreicht nur *die* Regionen des Gehirns, die Sprache verarbeiten. Dabei werden die rechte Gehirnhälfte, das Mittelhirn und das Hinterhirn, wo unser intuitives, emotionales und körperliches Bewusstsein residiert, außen vor gelassen.

Brainspotting lotet das Gesichtsfeld auf Spots aus, die einen Widerhall unseres tieferen Gehirns in sich bergen und erkennen lassen. Beim Äußeren-Fenster-Brainspotting werden sie entdeckt, indem der Therapeut die Reflexe des Klienten beobachtet. Beim Inneren-Fenster-Brainspotting werden sie gefunden, indem der Therapeut dem Klienten hilft, *die* Augenposition zu identifizieren, an der der Klient die stärkste Aktivierung empfindet, somatisch oder erfahrungsmäßig. Und beim Gazespotting blickt der Klient *spontan*, ohne Anweisung durch den Therapeuten, auf diese Zugangspunkte in seinem Gesichtsfeld. Wenn Klienten zu diesen Brainspots geleitet werden und/oder wenn diese Brainspots beim Klienten wahrgenommen werden, interagieren Therapeuten in einer anderen, tieferen Art und Weise mit Klienten, als sie es bei den üblichen Gesprächstherapien tun (und seien sie noch so sehr „eingestimmt“).

Aber damit ist der Brainspotting-Prozess noch nicht beendet, sondern er beginnt ja erst. Der Klient ist bereits rund um das Thema aktiviert, an dem er arbeiten möchte. Ihm ist bewusst, wo in seinem Körper die Aktivierung lokalisiert ist. Zusammen schauen der Brainspotting-Therapeut und der Klient auf einen Spot, der mit der inneren Gehirn-Körper-Erfahrung korreliert. Dann beobachtet der Klient aufmerksam seinen inneren Prozess, wo immer er hinführt, während er in periodischen Abständen dem Therapeuten darüber berichtet, der diesen Mitteilungen offen und wissbegierig zuhört. Ohne irgendeine Annahme zu treffen, folgt der Therapeut dem Prozess des Klienten, wo immer er hinführt, und wartet auf die Überraschungen, die der Klient niemals voraussehen und von denen er auch nicht träumen könnte.

Folglich ist der Therapeut sowohl Zeuge als auch Beteiligter bei dem Heilungsprozess des Klienten. Was sich ereignet, würde nie geschehen, wenn der Therapeut und der Klient sich nur unterhalten würden. Dennoch *unterhalten* sie sich miteinander, aber nur im Kontext der Verarbeitung des Klienten über den Brainspot. Dieses Phänomen der Heilung ist einzigartig und es kann nach meiner Erfahrung nicht in einer anderen Art und Weise hervorgerufen werden. Es stellt die Quintessenz des Dual-Attunement-Rahmens dar. Es ist diese Simultanität des relationalen und neurobiologischen Eingestimmtseins, die synergetisch die fokussierte, wirksame, tiefe Verarbeitung fördert und unterstützt, die zu der heilenden Lösung führt.

> Die Rolle des Therapeuten beim Brainspotting-Prozess besteht – unabhängig davon, welches Modell von Brainspotting genutzt wird – darin, dem Klienten eine Struktur des Eingestimmtseins und des Spiegelns zu bieten, die ihn auffängt und stützt. Dazu schafft der Therapeut einen *Rahmen*, der den Klienten in seiner eigenen inneren Erfahrung hält und definiert.

***

Das Gehirn ist ein problemlösender „Apparat", der die innere und die äußere Landschaft gleichzeitig verarbeitet. Die wichtigste Funktion des Gehirns ist die Förderung des physischen Überlebens. Wenn dies erreicht ist, versucht das Gehirn, dem Menschen zu helfen, sich fortwährend anzupassen, um die Homöostase zu erreichen und aufrechtzuerhalten. Wenn jemand zu einem Brainspotting-Therapeuten kommt, bedeutet dies, dass er Probleme erkannt hat, die er nicht selbst lösen kann. Sein Nervensystem konnte das Problem entweder nicht identifizieren oder beheben.

Alle Teile des Gehirns kommunizieren ständig miteinander. Zu dieser Kommunikation gehört der direkte Austausch von Botschaften zwischen der primitivsten Region (dem Hirnstamm) und der am weitesten entwickelten Region des Gehirns (dem Neocortex). Für mich ist der Zusammenbruch der Fähigkeit des Gehirns, etwas effektiv zu verarbeiten, im Wesentlichen ein Zusammenbruch der Kommunikation. Irgendwie wird die Botschaft nicht gesendet, kommt nicht an oder nicht durch.

Meiner Meinung nach ist eine solche *Kommunikationsstörung* die Ursache aller Probleme, mit denen Menschen zu Therapeuten kommen. Dies gilt insbesondere im Falle von Traumata. Da ein Trauma die Fähigkeit des Gehirns überfordert, den Vorfall vollständig zu verarbeiten, ist leicht zu erkennen, wieso traumatische Erfahrungen auf eine Gesprächstherapie alleine (mit ihrer begrenzten Gehirn-Körper-Reichweite) nicht ansprechen würden.

Aber nicht nur das Problem ist im Gehirn und im Nervensystem des Klienten, sondern auch die Lösung. Der Dual-Attunement-Rahmen von Brainspotting hilft Gehirn und Körper des Klienten, sich selbst von innen heraus zu heilen. Der ideale Rahmen führt zu idealer Verarbeitung, die wiederum zu der optimalen Lösung führt. Die Weisheit liegt jedoch nicht beim Therapeuten, sondern im Genie des Nervensystems des Klienten.

Beim Brainspotting schafft der Therapeut den neurobiologischen Rahmen, indem er die resonanten Augenpositionen beim Klienten findet, der rund um das Problem seiner Wahl aktiviert ist. Der Therapeut leitet dann den Klienten an, seinen Fokus auf dem Spot aufrechtzuerhalten und aufmerksam, Schritt für Schritt, seinen inneren Prozess zu beobachten. Der Therapeut verfolgt dann die Verarbeitung des Klienten sehr genau und gleichzeitig offen dafür, wo immer sie auch hinführt. Diese eingestimmte, miterlebende Präsenz bietet den Beziehungsrahmen, der in anderen Therapien als die „haltende Umwelt“ bezeichnet wird (Winnicott, Kernberg). Bei Brainspotting wird dieser Beziehungsrahmen von Therapeuten und Klienten ständig fokussiert, während ihre Aufmerksamkeit auf die Brainspots, die körperlichen Empfindungen und die Verarbeitung gerichtet ist.

Dieser Rahmen existiert bei allen Formen von Brainspotting, seien sie auf Aktivierung orientiert oder ressourcengestützt. Das Aktivierungsmodell findet nicht nur den Brainspot mit der stärksten Aktivierung, es gibt dem Klienten auch den größten relationalen Freiraum. Obwohl der Therapeut sehr präsent ist, kann er relativ inaktiv bleiben, wenn die Verarbeitung erfolgreich voranschreitet. Und dennoch spürt der Klient stets die Gegenwart des Therapeuten. Ich frage meine Klienten oft, wie sehr sie mich dabei gespürt haben und wie hilfreich meine Gegenwart war. Ihre Antwort lautet in der Regel etwa so: „Ohne Sie hätte ich es nicht tun können.“

Beim Ressourcenmodell wird der Brainspot durch die Körperressource ermittelt (die Stelle der Ruhe und des Geerdetseins im

Körper) und durch den Ressourcen-Brainspot, der dazu passt. Aber bei Klienten, die das Ressourcenmodell nutzen, ist es für gewöhnlich notwendig, dass der Therapeut interaktiver ist. Viele dieser Klienten haben eine mangelhafte Bindung zu früheren Bezugspersonen und infolgedessen „Bindungsprobleme", um es mit den Worten von Therapeuten zu sagen. Diese Klienten fühlen sich schnell verloren und ängstlich, wenn der Therapeut nicht aktiv genug ist. Insofern schaltet sich der Therapeut bei diesen verletzlichen Klienten im Laufe der Sitzung häufiger ein. Manche Klienten brauchen sogar einen fortlaufenden Dialog, um ihr Geerdetsein aufrechtzuerhalten.

Dies bedeutet aber nicht, dass mit ihnen irgendetwas nicht in Ordnung wäre. Es ist einfach das, was ihre Gehirn-Körper-Systeme brauchen, die durch Vernachlässigung, Misshandlung oder Missbrauch in Mitleidenschaft gezogen worden sind. Bei Brainspotting sagen wir als Therapeuten, dass wir in diesen Fällen einen „engeren Rahmen" bieten.

Es gehört zum Prozess der Einstimmung, den Raum innerhalb des Rahmens festzulegen. Es ist nicht ungewöhnlich, dass Brainspotting-Therapeuten den Rahmen spontan anpassen, indem sie manchmal schnell mehr eingreifen und ein andermal sich schnell mehr zurücknehmen. Wenn dies notwendig ist, kann das Aktivierungsmodell zu einer stärkeren Nutzung des Ressourcenmodells hin verlagert werden. Und sich bei einem verletzlichen Klienten eine Heilung abzeichnet, kann er nach und nach zu einer stärkeren Nutzung des Aktivierungsmodells geleitet werden. Dem Prozess und den Bedürfnissen des Klienten im jeweiligen Moment zu folgen, das ist alles eine Frage des Eingestimmtseins.

Der Schweif übernimmt nicht die Führung gegenüber dem Kopf des Kometen. Der Kopf übernimmt stets die Führung gegenüber dem Schweif. Der Dual-Attunement-Rahmen verdeutlicht, wie ein Brainspotting-Therapeut arbeitet, um in den Schweif hineinzukommen und dort zu bleiben, so gut dies im Rahmen des Menschenmöglichen machbar ist.

Kapitel 7

Brainspotting – ein integratives Modell

Wenn es um Heilung geht, gibt es keine allein selig machende Lehre

Sigmund Freud wird von vielen, auch von mir, als der „Vater" der modernen Psychologie angesehen. Er scharte einen inneren Kreis von Anhängern um sich, die regelmäßig mit ihm zusammen Forschungen betrieben und diskutierten. Mit der Zeit stellten viele Schüler von Freud seine Auffassungen infrage und lösten sich von ihm, um ihre eigenen „Schulen" zu gründen – C. G. Jung, Alfred Adler und Otto Rank beispielsweise. Diese Lossagung führte zu einer Zersplitterung von Freuds Kerntheorien und Praktiken.

In den Jahrzehnten nach dem Zerfall von Freuds innerem Kreis sind Hunderte anderer Therapiemethoden entstanden, darunter sowohl kognitive als auch verhaltenstherapeutische Ansätze, die Ideen vertreten, die durchaus im Gegensatz zu denen von Freud stehen. (Interessanterweise führten die Gemeinsamkeiten zwischen den kognitiven und verhaltenstherapeutischen Ansätzen dazu, dass sie in der sogenannten kognitiven Verhaltenstherapie integriert wurden. Aber auch innerhalb der Strömung der kognitiven Verhaltenstherapie ist es im Laufe der Zeit wiederum zu Abspaltungen gekommen.)

Bei meiner jahrzehntelangen Arbeit auf dem Gebiet der Psychotherapie habe ich viele sehr wirksame Ansätze kennengelernt:

Gestalttherapie, Hypnose, Psychodrama, körperorientierte und existenzielle Therapien. Es gab natürlich noch viele weitere, von denen ich direkt oder indirekt beeinflusst wurde. Vielleicht ist die Existenz so vieler wirksamer Therapieansätze ein echter Spiegel der Komplexität des menschlichen Systems. Und mit den Fortschritten in der Hirnforschung lernen wir nach wie vor jeden Tag mehr über dieses komplexe System.

Früher waren Therapeuten weitaus mehr Puristen, als sie es heutzutage in der Regel sind. Die Bezeichnung „Eklektiker" wurde immer fast wie eine Abwertung verwendet, wenn sie im Zusammenhang mit Therapeuten benutzt wurde. Sie signalisierte, dass ein Therapeut sich nicht nur keinem einzelnen Therapieansatz *verpflichtet* fühlte, sondern dass er auch in keiner Methode fest verankert war. Heute bedeutet der Begriff *Eklektiker* im Allgemeinen, dass der Therapeut *alles das* anwendet, was bei einem bestimmten Klienten „funktioniert" und wirkt. Er weist darauf hin, dass die Techniken, die ein Therapeut benutzt, sehr individualisiert und nicht von Klient zu Klient verallgemeinerbar sind.

Gegenwärtig ist der Begriff *integrativ* mehr in Mode gekommen. Es gibt sogar Schulrichtungen, die als *integrative Psychotherapie* bezeichnet werden. Viele, wenn nicht die meisten Therapeuten erkennen heutzutage die Notwendigkeit, in ihrer Praxis integrativ zu arbeiten. Therapeuten erlernen in der Regel mehr als eine Methode, um den täglichen Herausforderungen in der Praxis begegnen zu können. Ob Klienten heute tatsächlich mit *komplexeren* Problemen in die Therapie kommen oder ob die Fortschritte auf diesem Gebiet den Therapeuten helfen, die komplexen Problemlagen der Klienten besser zu *erkennen*, ist nicht klar. Es erfordert viele Jahre Erfahrung, um ein guter Therapeut zu werden. Zu dieser Erfahrung und Kompetenz gehört, dass er lernen muss, *was* er sagen soll und *wann* und *wie* er es sagen soll. Dazu gehört aber auch, dass er erkennen muss, was er *nicht* sagen sollte. Erfahrung, die zu Weisheit führt, verleiht Therapeuten die Fähigkeit, verschiedene Techniken in ihrem Ansatz zu integrieren.

Ich bin ursprünglich als Psychoanalytiker und psychodynamischer Psychotherapeut ausgebildet. Ich habe im Laufe meiner jahrzehntelangen Praxis viele Schulungen und Seminare besucht und wurde bei meinen Klienten aktiver und integrativer, als ich es ursprünglich gelernt hatte. Aber das genaue Zuhören, das ich in meiner psychoanalytischen Grundausbildung gelernt hatte, ist immer geblieben.

Meine vorherigen Ausbildungen und Erfahrungen wurden infrage gestellt, als ich mich mit EMDR befasste, da das ein ganz neues Paradigma war. Es war wider meine Natur, ein Purist in EMDR zu werden. Ich wollte diese neue Methode so fundiert und versiert wie nur irgend möglich lernen; ich konnte jedoch auch nicht davon ablassen, mit EMDR zu experimentieren. Diese Methode bescherte mir eine Reihe wirksamer Instrumente, die ich gerne näher erkunden wollte. Ich führte Neuerungen mit dem *BioLateral Sound* und fortwährender (ununterbrochener) Stimulation ein und ich integrierte EMDR in den psychodynamischen Ansatz. Für mich war die Verarbeitung, die bei EMDR eintrat, eine andere Version der freien Assoziation, die für den psychoanalytischen Ansatz, den ich viele Jahre zuvor erlernt hatte, von zentraler Bedeutung war.

Nachdem ich *Somatic Experiencing* (SE) kennengelernt und mich intensiv damit beschäftigt hatte, gab es noch mehr für mich zu integrieren. Allein die tiefgehende Beobachtung der Körpererfahrung war ein reiches, neues Terrain für mich; wegweisend war jedoch insbesondere die Idee, die Ressourcen zu nutzen, die der Körper bereithält. All dieses Wissen und diese Erfahrungen brachte ich im *Natural Flow EMDR* zusammen, meinem eigenen integrativen „Meisterstück“ zu diesem Zeitpunkt. Insofern war ich dafür prädestiniert, zu integrieren, als ich Brainspotting entdeckte.

Die Integration mit anderen Ansätzen …

… habe ich zu einem Grundpfeiler unserer Brainspotting-Methode gemacht. Brainspotting ist als ein offenes, intuitives, „atmendes“ Modell angelegt, das widerspiegelt, wie offen und intuitiv das menschliche System ist. Beim Dual-Attunement-Rahmen, der im letzten Kapitel besprochen wurde, handelt es sich im Wesentlichen um eine Integration *gehirnbasierter* Einstimmung und des Eingestimmtseins auf die therapeutische *Beziehung*. Dr. Daniel Siegel hat diese Kombination in seinen eigenen unabhängigen Studien als *interpersonale Neurobiologie* bezeichnet.

Wenn Therapeuten zum Brainspotting-Training der Phase 1 kommen, werden sie vom Ausbilder ermuntert, ihre anderen Ansätze nicht draußen vor der Tür zu lassen. Viele Teilnehmer sind überrascht, zu hören, dass es nicht nur in Ordnung ist, Brainspotting in ihre aktuellen Methoden zu integrieren, sondern dass dies von ihnen sogar erwartet wird. Dabei sollte man sich vor Augen halten, dass Therapeuten nicht zu Seminaren kommen, um sich mit neuen Techniken zu befassen, weil sie mit denen, die sie bereits praktizieren, nicht erfolgreich wären. Gute Therapeuten wissen, dass sie sich ständig bemühen müssen, Neues zu lernen. Ein altes Sprichwort besagt: „Je mehr man weiß, desto mehr weiß man, was man nicht weiß." Therapeuten hören nie auf zu lernen, selbst wenn sie bis weit in ihre Achtziger praktizieren. Wie könnte *eine* Methode alle Grundprobleme des menschlichen Systems abdecken, wenn doch das System in seiner Komplexität im Grunde unendlich ist?

Ich habe das Motto: „Es gibt keine allein selig machende Lehre, wenn es um Heilung geht." Viele andere Ansätze sind in die Falle getappt, hierarchisch zu werden oder die Reinheit der Lehre bei der Anwendung ihrer Techniken zu verlangen. In der Forschung sind Zuverlässigkeit und Genauigkeit erforderlich, aber wenn man sich bei der klinischen Arbeit zu sehr daran hält, kann das Eingestimmtsein entgleisen. Wenn Therapeuten zu sehr darauf achten, dass sie sich „korrekt" an die Verfahrensrichtlinien einer Methode halten, wie können sie dann gleichzeitig den Prozess des Klienten genau verfolgen?

Die Psychotherapie ist sowohl eine Kunst als auch eine Wissenschaft, und bei Brainspotting begrüße und lehre ich diesen Dualismus. Teilnehmer von Brainspotting-Seminaren sagen oft zu mir: „Vielen Dank, dass Sie mir die Erlaubnis gegeben haben, flexibel zu sein." Darauf antworte ich oft: „Warum sollten Sie sich diese Erlaubnis von irgendjemandem wegnehmen lassen?" Die allgemeine Öffentlichkeit spricht Therapeuten in der Regel Autorität zu, da sie als weise, klug und kompetent wahrgenommen werden. Dennoch sind Therapeuten oft verletztlicher oder angreifbarer, als den meisten Menschen bewusst ist. Jeder Mensch ist ein einmaliges Individuum, dies gilt auch für den Therapeuten. Somit ist jeder Therapieprozess – sogar jede Sitzung – anders. Was gleich bleibt, ist das Bedürfnis des Klienten, dass man ihm aufmerksam zuhört.

***

Es gibt viele Möglichkeiten, wie Brainspotting mit anderen Ansätzen integriert werden kann. Wie ich im letzten Kapitel beschrieben habe, handelt es sich bei dem Dual-Attunement-Rahmen um die grundlegende Integration des relationalen und des neurobiologischen Eingestimmtseins. Wenn Therapeut und Klient beide Glück haben, erfolgt die Verarbeitung in diesem Rahmen klar und unverfälscht und löst das Problem, um das es geht. In der Praxis ist dies selten der Fall, weil Menschen so komplex und unberechenbar sind. Bis zu dem Zeitpunkt, an dem jemand es bis in die Praxis eines Therapeuten geschafft hat, hat er für gewöhnlich schon seit vielen Monaten, wenn nicht seit Jahren, zu kämpfen. Die meisten Probleme sind kompliziert und haben ihre Ursprünge oft in der Kindheit. Traumata und Retraumatisierungen gehören oft zum Bild des Klienten. Komplexe Probleme sind nicht auf einen Teil des Gehirns beschränkt, sie infiltrieren das gesamte Gehirn.

Die Komplexität der Probleme der Klienten und des Gehirns führt dazu, dass Brainspotting-Therapeuten auch auf ihre anderen Methoden zurückgreifen, wenn es darum geht, Klienten zu verstehen und in den Sitzungen zu intervenieren. Diese anderen Methoden werden jedoch eingesetzt, während der Klient auf den Brainspot fokussiert bleibt. Die Augenposition oder der Brainspot sorgt für einen gewissen Halt, egal, welche anderen Techniken noch in den Prozess mit einfließen.

Die Teilnehmer von Brainspotting-Seminaren haben unterschiedlichste Hintergründe und Orientierungen. Viele, die Brainspotting erlernen wollen, sind bereits in EMDR, *Somatic Experiencing* oder Hypnose ausgebildet. Aber genauso viele kommen aus unterschiedlichsten Bereichen wie Familientherapie, Jung'sche Analyse, Bioenergetik, Neurolinguistisches Programmieren oder kognitive Verhaltenstherapie. Jeder dieser Therapeuten interveniert anders bei einem Brainspot, wenn dies notwendig ist. Ein *psychoanalytisch* geschulter Brainspotting-Therapeut geht bei seiner Auslegung vielleicht von einer Übertragung oder einem Widerstand aus. Ein *Hypnotherapeut* nutzt vielleicht die Suggestion. Ein in kognitiver *Verhaltenstherapie* ausgebildeter Brainspotting-Therapeut setzt vielleicht die kognitive Umstrukturierung ein. Ein auf *Atemtherapie* spezialisierter Brainspotting-Therapeut leitet den Klienten vielleicht zu Atemübungen an.

Alle diese Interventionen sind wirkungsvoller, weil sie durch die Konzentration auf den Brainspot „eingerahmt" und fokussiert sind. Wenn diese unterschiedlichen Therapeuten gut ausgebildet und auf den Klienten eingestimmt sind, werden ihre Interventionen wahrscheinlich erfolgreich sein. Und wenn sie einmal nicht so ganz erfolgreich wären, wüssten diese Therapeuten, dass sie zunächst einen Schritt zurückgehen und warten müssen, um zu beobachten, was als Nächstes geschieht.

Gute Therapeuten wissen, dass jede Therapiearbeit aus Versuch und Irrtum besteht. Sie tun nicht etwas, weil sie wissen, was geschehen wird. Sie tun etwas, weil sie denken, dass es helfen könnte, und dann lehnen sie sich zurück, um zu sehen, was geschieht. Gute Therapeuten sind ebenso darauf vorbereitet, falsch zu liegen, wie darauf, richtig zu liegen. Dies ist alles Teil des Therapieprozesses. Klienten verzeihen in der Regel, wenn ein Therapeut danebenliegt, solange der Therapeut dem Klienten zuhört und ihm vertraut. Ein Therapeut, der aus einem Fehler, den er in der Therapie gemacht hat, lernt, kann eine korrigierende Erfahrung für den Klienten sein, der dabei beobachten kann, dass der Therapeut sowohl fehlbar als auch bereit ist, seine Fehler zuzugeben und zu korrigieren.

Wenn Therapeuten beim Brainspotting mit *anderen* Techniken eingreifen, so ist dies mit der Hoffnung verbunden, dass die Intervention funktionieren wird, und dann kann der Therapeut sich wieder zurücknehmen. Manche Therapeuten werden durch den Erfolg einer integrativen Technik bestärkt, sodass sie diese weiterhin immer wieder nutzen. Sie erkennen nicht, dass das Meiste von dem, was geschieht, wenn ein Klient gut „gerahmt" ist, eine selbstkorrigierende Heilung ist. Eine gute Intervention löst die Blockade bei einem gehemmten Prozess, sodass der Prozess wieder *von sich aus* fließen kann. Das Gehirn weiß, was zu tun ist – und in 99 Prozent der Zeit weiß es besser als der Therapeut, was zu tun ist. Die Aufgabe des Brainspotting-Therapeuten besteht darin, zu erkennen, was in diesem 1 Prozent der Zeit zu tun ist, wenn sie gefordert sind, einzugreifen.

***

Die nachfolgende Geschichte verdeutlicht, wie die Integration eines anderen Ansatzes in Brainspotting entscheidend sein kann, um eine heilende Lösung zu erzielen:

Zum Beispiel: Wesley

Dieser Klient kam wegen einer Fahrphobie zu mir, die ein Jahr vorher begonnen hatte, nachdem er in *einem* Monat in zwei Autounfälle verwickelt worden war. Der zweite Unfall war schlimmer als der erste, da ein Auto, das eine rote Ampel überfahren hatte, seinem Auto voll in die Seite gefahren war. Wesley war zwar nicht schwer verletzt worden, aber sein Auto hatte Totalschaden. Er mietete sich dann einen Ersatzwagen, aber jedes Mal, wenn er damit fuhr, wurde er ängstlicher. Wesley mied die Kreuzung, an der sich der Unfall ereignet hatte. (Vermeiden ist ein klassisches PTBS-Symptom.) Seine Angst nahm nach und nach immer mehr zu und er fuhr immer weniger. Er fuhr nicht mehr auf Autobahnen und ließ seine Frau fahren, wann immer sie zusammen unterwegs waren. Schließlich hörte er ganz damit auf, selbst zu fahren.

Wir begannen seine Therapie mit einem absolut standardmäßigen Inneren-Fenster-Brainspotting. Wir fingen mit der Verarbeitung des ersten und weniger schlimmen Unfalls an. Innerhalb von zehn Minuten war dieses Trauma vom Anfang bis zum Ende gelöst. Traumata, die sich auf ein einzelnes Ereignis im Erwachsenenleben beziehen, werden oft schnell verarbeitet, weil sie anscheinend eher in *einer* Region des Gehirns festgehalten werden. Kindheitstraumata und wiederholte Traumata infiltrieren hingegen mehrere Regionen des Gehirns und sind somit schwieriger zu lösen.

Der zweite Unfall war eine wesentlich größere Herausforderung. Ich leitete Wesley an, sich den *ersten* Augenblick zu vergegenwärtigen, in dem er wusste, dass der andere Wagen ihm voll in die Seite fahren würde. Er sah das Auto von rechts kommen, in seinem peripheren Gesichtsfeld. Sein SUDS-Grad schoss in die Höhe und lag bei neun und er fühlte den Ruck des Zusammenstoßes.

Traumatische Ereignisse werden in der Regel fortlaufend im Gehirn aufgezeichnet. Beim Brainspotting werden sie in der Regel auch in der jeweiligen Reihenfolge, fortlaufend, Schritt für Schritt, verarbeitet. Deshalb wird Brainspotting-Therapeuten beigebracht, damit zu beginnen, dass sie Klienten bitten, sich den ersten Moment in Erinnerung zu rufen, in dem sie wussten, dass etwas Schlimmes geschehen würde.

Die Verarbeitung seiner Erfahrung bei dem zweiten Unfall war ganz anders als beim ersten Unfall. Dieses Mal verlief die Verarbeitung langsam und mühsam, begleitet von einem hohen Aktivierungsniveau. In seinem Körper erlebte Wesley nicht nur die Auswirkungen des Zusammenstoßes auf seinen Kopf und Nacken noch einmal, sondern er spürte auch eine tiefe Angst in seiner Brust. Selbst das Ressourcenmodell, mit der beruhigenden und erdenden Wirkung der Körperressource und des Ressourcen-Brainspots, war in seiner Wirksamkeit begrenzt.

Ich beschloss, eine Technik aus der Hypnose, die sogenannte *Affektbrücke*, in Brainspotting zu integrieren. Ich leitete Wesley an, sich nach einem früheren Lebensproblem zu fragen, das irgendwie mit diesem Unfall in Verbindung gebracht werden könnte. Während er weiter konzentriert und starr auf den Zeigestab blickte, kam ihm eine Erinnerung in den Sinn. Er riss die Augen weit auf, während ihm Tränen in die Augen stiegen.

Als er fünf Jahre alt war, waren er und seine Familie auf dem Weg zur Kirche in einen Autounfall verwickelt worden. Sein Vater saß am Steuer und Wesley und seine Schwester saßen auf dem Rücksitz. Die Mutter saß vorne auf dem Beifahrersitz und Wesley saß direkt hinter ihr. Was passierte wohl? Ein anderer Wagen fuhr ihnen von rechts in die Seite! Das Auto hatte Totalschaden und sowohl Wesley als auch seine Mutter wurden verletzt und mussten ins Krankenhaus eingeliefert werden. Beide wurden glücklicherweise wieder gesund, aber seine Mutter war mit einem gebrochenen Wirbel einen Monat im Krankenhaus.

Diese Kindheitserinnerung wurde überraschend schnell verarbeitet. Und nachdem sie gelöst war, konnte auch der zweite Unfall vor einem Jahr leichter als vorher gelöst werden.

Dann leitete ich Wesley durch ein fokussiertes Brainspotting, um an seiner verbliebenen, aber jetzt reduzierten Fahrphobie zu arbeiten. Auch diese Angst wurde bis zu einem SUDS-Grad von null verarbeitet. Aber dies ist noch nicht das Ende der Geschichte.

Woche für Woche kam Wesley zu seiner Sitzung zu mir, ohne mir zu erzählen, ob er wieder mit dem Autofahren angefangen hatte. Wenn ich ihn fragte, wich er aus, gab aber zu, dass er es noch nicht versucht hatte. Die Unfälle waren verarbeitet und seine Fahrphobie war eingedämmt worden – wo also war das Problem? Die verbliebene *Erwartungsangst* in Bezug auf das Fahren blockierte ihn nach wie vor. In Anbetracht dessen, was bei ihm alles geheilt worden war, mag diese Blockade seltsam erscheinen, ich war ihr jedoch vorher schon begegnet. Erwartungsängste können ein Eigenleben entwickeln. Dieser Zustand kann weiter fortbestehen, nachdem alles andere gelöst worden ist. Erwartungsängste können sogar die Wirksamkeit von Brainspotting blockieren.

Ich wusste, es war an der Zeit, die *Expositionstherapie* zu integrieren (auch als Konfrontationstherapie bezeichnet). Ich fragte Wesley: „Wie sind Sie heute zur Sitzung gekommen?"

„Meine Frau hat mich gefahren", war seine Antwort.

„Wartet sie hier mit dem Auto auf Sie?"

„Sie ist im Wartezimmer." Wesley wusste, worauf ich mit meinen Fragen hinaus wollte.

Ich sagte: „Ich fahre Sie in eine abgelegene, ruhige Straße, ein paar Häuserblöcke von hier entfernt. Dann können Sie sich hinter das Lenkrad setzen und ich bin auf dem Beifahrersitz neben Ihnen."

Wesley war einverstanden und wir fuhren los. Ich saß zunächst am Steuer, und als wir an unserem Ziel ankamen, tauschten wir die Plätze. Wesley war sozusagen schockiert darüber, dass er ganz ruhig war. Nachdem die *Erwartung* hinter ihm lag, lag auch die Angst hinter ihm. Er startete den Wagen und fuhr ohne jedes Problem. Er sah zu mir herüber und meinte: „Kann ich Sie zur Praxis zurückfahren?“ Warum hätte ich das ablehnen sollen?

Als wir wieder in der Praxis angekommen waren, lokalisierten wir den Brainspot, der mit seiner erfolgreichen Leistung korrelierte. Jetzt fühlte er Stolz in seiner Brust statt Angst. Wesley fuhr seine Frau von der Praxis nach Hause, wobei seine Fahrphobie und das Vermeiden hinter ihm lagen, im Rückspiegel ...

Mir war klar, dass trotz der bemerkenswerten psychischen Heilung von seinen Autounfällen (einschließlich des Unfalls in seiner Kindheit) Brainspotting allein seine Fahrphobie nicht gelöst hätte. *In vivo* oder im realen Leben war eine Exposition erforderlich. Wesley war wie alle Menschen komplex. Und komplexe Probleme verlangen manchmal die kreative, sachkundige, intuitive Integration von therapeutischen Ansätzen, selbst wenn das für sich schon sehr wirksame Brainspotting angewendet wird.

Kapitel 8

Brainspotting in drei Dimensionen

Die Einbeziehung von z-Achse und Konvergenztherapie

Ellen steckte in einer zerstörerischen Beziehung mit ihrem Chef fest. Nun, Paul war genau genommen nicht ihr Chef. Er war eigentlich Ellens Partner in einem lukrativen Partyservice, den sie acht Jahre zuvor gemeinsam gegründet und aufgebaut hatten. Aber in dem Maße, wie die Jahre vergingen und das Geschäft wuchs, hatte Paul allmählich das Sagen übernommen. Sie hatten beide gleichermaßen hart gearbeitet, aber Ellen hatte sich nicht behauptet, als Paul das Geschäft auf seinen Namen überschreiben ließ. „Mach' dir keine Gedanken, ich kümmere mich um dich. Wir sind Partner", hatte Paul ihr versichert. Aber jedes Mal, wenn Ellen um eine Ausgleichszahlung für die Überschreibung gebeten hatte, hatte Paul sie abgewiesen: „Alle Gewinne fließen ins Geschäft zurück."

Sie ließ sich leicht manipulieren und war unfähig, sich zu behaupten. Mir gegenüber ließ sie sogar durchblicken, dass sie in Wirklichkeit nicht das Gefühl hatte, ihren Anteil zu verdienen. Dieses Gefühl ging auf ein übles familiäres Muster zurück, nach dem ihr älterer Bruder immer bevorzugt worden war. „Ich war das Aschenputtel", sagte Ellen zu mir. „Wenn ich um etwas bat, erklärten meine Eltern mir, ich sei egoistisch und gierig. Am Ende fing ich an, es zu glauben."

Solche verzerrten Wahrnehmungen und Überzeugungen sitzen tief und es ist schwierig, sie zu verändern. Selbst mit Brainspotting kann es länger dauern, die Quelle dieser Überzeugungen zu finden und sie zu lösen. Egal, welche Brainspotting-Technik ich bei ihr anwendete, nichts schien zu greifen und eine Wirkung zu erzielen. Wir versuchten jede Kombination von Innerem Fenster, Äußerem Fenster, Gazespotting und Ein-Auge-Brainspotting. Selbst das Ressourcenmodell konnte bei ihr nichts bewegen. Deshalb experimentierte ich bei ihr mit etwas, was ich gerade erst erlernt hatte: mit der sogenannten visuellen Konvergenztherapie.

Ihr Aktivierungspunkt lag rechts von ihr und oberhalb der Augenhöhe. Bei diesem neuen Ansatz war es notwendig, dass Ellen in der Lage war, diese Augenposition einzunehmen und aus kurzer Entfernung auf den Punkt zu sehen. Ich reichte ihr den Zeigestab und ließ sie damit die Position finden, sodass die Spitze des Stocks unmittelbar auf ihrem Brainspot war, etwa 30 Zentimeter vor ihrem Gesicht. Dann leitete ich sie an, über die Spitze des Zeigestabs hinweg zu dem am weitesten entfernten Punkt im Raum zu blicken. Sie fand ihn an der Wand, jenseits der Spitze des Zeigestabs. Ich wies sie an, eine Minute lang abwechselnd jeweils fünf Sekunden auf den Zeigestab und dann auf den Punkt an der Wand zu schauen und den Blick immer wieder hin und her wechseln zu lassen.

Nachdem sie diese Technik ausprobiert hatte, berichtete Ellen: „Das war seltsam. Ich spürte, wie die ganze Angst aus mir herausfloss, während ich den Blick hin und her wandern ließ. In meiner Brust fühle ich mich jetzt viel besser." Ich wies sie an, damit weiter fortzufahren. Sie schaffte es, in den nächsten 20 Minuten mit der Konvergenztherapie *mehr* zu verarbeiten, als sie in den drei Monaten vorher mit der Brainspotting-Therapie erreicht hatte. In zwei Sitzungen, in denen sie mit dieser neuen Technik arbeitete, bei der sie den Blick zwischen Nahsehen und Weitsehen hin und her wandern ließ, war Ellen in der Lage, tief zu heilen und sich von ihrer verzerrten Überzeugung der Wertlosigkeit zu befreien. Sie war auch in der Lage, Paul die Stirn zu bieten und sich durch seine Manipulationen oder Gegenaggressionen nicht länger abspeisen zu lassen.

Ellens Reaktion auf die Konvergenztechnik in Verbindung mit dem Brainspot hatte mich stark beeindruckt. Ich habe seitdem beobachtet, dass etwa 5 bis 10 Prozent meiner Klienten, die auf nichts anderes ansprechen, mit diesem Ansatz des Blickwechsels zwischen nah und fern gut zurechtkommen. Für diese Klienten (wie auch für Ellen) war er ein Geschenk des Himmels. Er war auch ein Segen für mich. Mit meinem experimentellen, integrativen Modell entdeckte ich wieder einmal durch Versuch und Irrtum, wie in diesem Fall die visuelle Konvergenztherapie beim Brainspotting genutzt werden kann.

***

Hier folgt die Geschichte, wie ich auf die visuelle Konvergenztherapie gestoßen bin:

Im Jahre 2006 führte ich ein Brainspotting-Training in Pittsburgh durch. Am letzten Tag gab einer der Teilnehmer mir ein Papier und sagte: „Lesen Sie das. Ich denke, dass Sie es interessant finden für das, was Sie tun.“ Das Papier trug den Titel: „Visual Convergence Therapy as a Vagal Maneuver: An Unexpected Pallative for Anginal Pain and Related Issues” [zu Deutsch etwa: Visuelle Konvergenztherapie als Schachzug gegen den Vagusnerv: Eine unerwartete Linderung bei anginösen Schmerzen und verwandten Problemen]. Der Autor war Merrill Bowan, ein Neuro-Optometrist, und es handelte sich dabei um den Entwurf eines Artikels, der nie veröffentlicht worden war.

Das Papier enthielt eine Fülle von Begriffen, die mir fremd waren, wie *extraokulare Muskeln*, *okulokardialer Reflex* und *visuelle Konvergenztherapie*. Die Extraokularmuskeln (EOM) sind die sechs Muskeln, die für die verschiedenen Bewegungen des Augapfels verantwortlich sind. Da Menschen mit *zwei* Augen sehen, müssen diese Muskeln permanent zusammenarbeiten und beide Augen unabhängig voneinander anpassen, um einen fokussierten Blick aufrechtzuerhalten. Dies ist eine zentrale, komplexe, delikate Aufgabe. Nicht nur unsere Fähigkeit, klar zu sehen, sondern auch unsere Fähigkeit zu überleben hängt von diesen zwölf Muskeln ab, die mit unseren Augäpfeln verbunden sind.

Die EOM enthalten dementsprechend viele Nervenendigungen und sind die Quelle des okulokardialen Reflexes (OKR).

Der OKR ist ein primitiver, dennoch starker, unmittelbarer parasympathischer (den Körper beruhigender) Reflex. Der OKR kann entweder durch Druck auf die Augäpfel aktiviert werden oder durch schnelle Konvergenz (Zusammenführen), dann Divergenz (Auseinanderbewegen) der Augen: Wenn wir auf ein nahes Objekt schauen, konvergieren unsere Augen, und wenn wir in die Ferne schauen, divergieren unsere Augen. Wenn wir unseren Blick bewusst zwischen Nahsehen und Weitsehen hin und her wechseln lassen, aktivieren wir dementsprechend gezielt den OKR. Dieser wiederholte Wechsel zwischen nah und fern, bei dem der Blick hin und her wandert, ist das, was ich bei Ellen sehr wirksam angewendet hatte.

Kommen wir noch einmal auf den schwierigen Titel von Bowans Artikel zurück und gehen etwas näher darauf ein. Er bezeichnet die Therapie mit der Aktivierung des OKR als „Schachzug gegen den Vagusnerv". Dies bedeutet, dass der OKR Einfluss auf den Vagusnerv hat, der vom Gehirn direkt zum Herzen und zum Magen hinunter verläuft. Der aktivierte Vagusnerv sendet unmittelbar ein Signal, dass der Herzschlag sich verlangsamen und der Körper sich entspannen soll. Bowan zufolge hilft diese Verlangsamung der Herzfrequenz nicht nur, anginöse Schmerzen im Herzen zu reduzieren, sondern auch, starke Angstgefühle zu lindern.

Bowan, ein Neuerer auf seinem Gebiet der Optometrie (der Lehre vom Messen und Bewerten der Sehfunktionen und von der Korrektur von Fehlsichtigkeit), berichtete in seinem Papier von einem Fallbeispiel: Er half einer Patientin, mithilfe der visuellen Konvergenztherapie (auch einfach Konvergenztherapie oder KT genannt) ihre Panikattacken erheblich zu reduzieren. Er ließ seine Patientin etwa 30 Zentimeter vor ihren Augen einen Finger hochhalten und ihren Blick zwischen ihrem nahen Finger und der entfernten Wand alle zwei Sekunden insgesamt zwei Minuten lang ständig hin und her wechseln. Bowan berichtete, dass seine Patientin nach einer Reihe von KT-Behandlungen ein Jahr lang frei von Panik geblieben sei.

Die Tatsache, dass jemand, der kein Therapeut war, ein psychisches Leiden wirksam behandeln konnte, stützt meine Überzeugung, dass die Antworten auf unsere psychischen Probleme tief in unserem Gehirn und unserem Körper liegen. Bowan behandelte eine Panikstörung durch Aktivierung des OKR, eines primitiven Reflexes, der Zugang zum Vagusnerv hat, wodurch die Herzfrequenz verlangsamt und der Körper beruhigt wurde. Es gab kein Reden, kein Analysieren und keine kognitiven Interventionen – nur Ergebnisse.

***

Bei Ellen hatte ich die Konvergenztherapie zusammen mit ihrer aktivierten Augenposition angewendet. Dabei sei daran erinnert, dass an ihrem Brainspot nicht wirklich etwas psychisch Relevantes war. Der Brainspot war nur die Stelle in ihrem Gesichtsfeld, an der sie fühlte, dass ihr Körper sich verspannte, wenn sie an Pauls Verhalten ihr gegenüber dachte. Indem ich Brainspotting mit der visuellen Konvergenztherapie zusammenbrachte, nutzte ich einen Reflex (den OKR), um einen anderen Reflex (der sich in Ellens Brust anspannte) zu beruhigen (oder zu entlasten). Als Ellen in der Lage war, die Reaktion zu lösen, in der sie mit Paul festgesteckt hatte, verschwand auch ihre verzerrte Überzeugung der Wertlosigkeit. Ich fragte mich, ob ich eine ähnliche Wirkung bei anderen „festgefahrenen" Klienten erzielen konnte.

Ich begann, mit einem neuen Modell zu experimentieren, das ich als Konvergenz-Brainspotting bezeichnete und bei allen Klienten benutzte, bei denen ich dachte, dass sie davon profitieren könnten. Bei einigen half es, ihren Prozess stark zu beschleunigen und Veränderungen und Erleichterung herbeizuführen. Bei anderen schien es kaum zu wirken, sodass ich weiter mit neuen Techniken und Kombinationen von Techniken experimentieren musste.

***

Die visuelle Konvergenztherapie machte mich auch auf etwas aufmerksam, was offensichtlich ist, mir aber dennoch entgangen war: Das Gesichtsfeld ist dreidimensional. Bis zu dem Moment, in dem ich die Konvergenztherapie bei Ellen nutzte, war ich darauf beschränkt gewesen, die x-Achse und die y-Achse auf einer flachen, zweidimensionalen Ebene zu nutzen. Das Innere-Fenster-Brainspotting begann mit der x-Achse von links und rechts. Es wurde dann auf Vorschlag meiner Klienten zweidimensional zur y-Achse nach oben oder unten erweitert. Die Konvergenzarbeit brachte mich dazu, *dreidimensional* zu denken. Diese neue „Nah-und-fern-Arbeit" eröffnete mir für meine Forschungen das *ganze* Gesichtsfeld. Martha Jacobi, eine Kollegin von mir aus New York, die als Hauptfach Mathematik studiert hatte, schlug mir die Bezeichnung „z-Achse" für die Dimension der räumlichen Tiefe vor.

Unterdessen berichtete ein weiterer Kollege in Colorado, Roger Reynolds, ebenfalls von spannenden Ergebnissen bei Brainspotting mit der Tiefendimension, wobei er den Zeigestab nahe vor das Gesicht und weit wegbewegte, um Schleudertraumasymptome bei Überlebenden von Autounfällen lösen zu helfen. Ich begann, darüber nachzudenken, ob ich meine Anwendung des Konvergenzansatzes erweitern konnte, indem ich die Hin-und-Her-Bewegungen auf der z-Achse verlangsamte. Ich fragte mich auch, ob unterschiedliche Entfernungen bei einem Brainspot (näher dran oder weiter weg) vielleicht mit einer größeren oder geringeren Belastung für die Klienten verbunden waren.

Ich begann also wieder, zu experimentieren. Was ich feststellte, bestürzte mich. Es gab fast immer einen Unterschied zwischen dem Nahsehen und dem Weitsehen bei einem Brainspot. Bei den meisten Klienten war der Unterschied beachtlich. Wenn sie aus größerer Entfernung auf den Spot blickten, sank für gewöhnlich der SUDS-Grad. Bei 10 bis 25 Prozent der Klienten war es jedoch so, dass das Nahsehen auf den Brainspot dazu führte, dass sie sich ruhiger fühlten, und das Blicken aus größerer Entfernung sie mehr aktivierte.

Es leuchtete durchaus ein, dass die Fokussierung auf ein Objekt oder einen Punkt, der weiter weg war, dazu führte, dass die betreffende Person sich ruhiger fühlte und der Punkt weniger gefährlich war. Im Tierreich wird ein Raubtier als bedrohlicher empfunden, je näher es ist, und entsprechend weniger bedrohlich, je weiter weg es ist. Haben Sie jemals einen Naturfilm im Fernsehen gesehen, in dem Zebras grasten und Löwen wenige hundert Meter entfernt in ihrem Blickfeld waren? Es mag uns seltsam erscheinen, dass Zebras beim Anblick und Geruch ihres Feindes nicht das Weite suchen. Da möchten wir den Zebras am liebsten zurufen: „Rennt, rennt, rennt um euer Leben!" Wir identifizieren uns eindeutig mit den Zebras und offenbaren dabei auch unser gemeinsames evolutionäres Erbe aus der Tierwelt, den Kampf-oder-Flucht-Reflex. Die Zebras wissen, dass sie außerhalb der unmittelbaren Reichweite der Löwen sind, aber sie behalten sie wachsam im Auge. Wenn die Löwen sich anschleichen und versuchen sollten, ihnen zu nahe kommen, werden die Zebras nervös und gehen oder laufen, wenn nötig, weg, um eine größere Distanz herzustellen.

Wenn der Zeigestab näher zu einem Klienten hin bewegt wird, der durch ein Problem aktiviert ist, steigt sein Angstniveau in der Regel und der SUDS-Grad ebenso. Der Klient weiß auf der rationalen Ebene, dass es nur ein Zeigestab in der Hand eines Therapeuten ist, und dennoch wird die Reaktion auf Gefahr ausgelöst. Diese Reaktion deutet stark darauf hin, dass instinktive Kräfte im Spiel sind. Sie verstärkt meine Überzeugung, dass psychische Kräfte immer physisch angetrieben werden. Mit größerer Nähe induzieren wir bei Menschen die gleiche Reaktion, die bei Tieren zutage tritt. Dies ist die Kampf-, Flucht- oder Erstarrungsreaktion, die Menschen oft als Angst erleben.

Warum also reagierte ein kleiner Prozentsatz der Klienten auf den Zeigestab, wenn er näher vor ihnen war, als sei es beruhigend, und wenn er weiter weg war, als sei es gefährlich? Es erschien nicht plausibel. Ich überlegte lange hin und her, bevor eine Klientin mir einen Hinweis gab.

Bei ihrer Mutter war kurz nach Staceys Geburt Krebs diagnostiziert worden, sie musste oft ins Krankenhaus und starb, als Stacey sechs war. Stacey, die Anfang Vierzig war, als sie zu mir kam, hatte viele Erinnerungen daran, wie ihre Mutter mit dem Krankenwagen weggebracht worden war. Sie erinnerte sich auch an viele Fälle, in denen sie nicht ins Krankenzimmer ihrer Mutter gelassen worden war. Stattdessen musste sie draußen vor der Tür stehen bleiben, obwohl sie sich so sehr danach sehnte, nahe bei ihrer Mutter zu sein.

In den Brainspotting-Sitzungen fühlte Stacey sich wesentlich wohler, wenn sie aus der Nähe auf den Zeigestab sah. Ihre Angst stieg, wenn sie über den Zeigestab hinweg zur Wand blickte. Wenn ich sie bat, vom Nahsehen zum Weitsehen zu wechseln, hob sie bisweilen den Arm und streckte instinktiv die Hand aus. Ich wies sie einmal darauf hin und sie erwiderte: „Ich habe das Gefühl, dass meine Mutter so außer Reichweite ist."

Diese Erfahrung brachte mich zu der Spekulation, dass Menschen mit Bindungsproblemen sich möglicherweise ruhiger fühlen, wenn sie in die Nähe sehen, und mehr belastet, wenn sie weiter weg sehen. Bindungsprobleme sind bei Menschen zu finden, die frühe, wiederholte Verluste oder Instabilität in der Beziehung zu ihrer Hauptbezugsperson, für gewöhnlich ihre Mutter, erlebt haben. Aber auch wenn meine Hypothese bezüglich nah und fern stimmt, reflektiert sie eher ein physisches als ein psychisches Phänomen.

***

Zusätzlich zu der Konvergenz mit dem schnellen Hin-und-her-Wechseln entwickelte ich einen z-Achsen-Ansatz, der eher schrittweise vorgeht. Zur Erinnerung: Beim Brainspotting mit *einem* Auge oder „Ein-Auge-Brainspotting" machen wir uns den Unterschied im Aktivierungsniveau zwischen dem rechten und dem linken Auge zunutze. Ich bezeichne das gerne als „den Unterschied splitten". Nun wurde mir klar, dass wir auch den Unterschied im Aktivierungsniveau zwischen Nah- und Weitsehen entlang der z-Achse splitten können, genau so, wie wir es zwischen dem linken und rechten Auge tun.

Ich beobachtete, dass manche Klienten schneller und erfolgreicher verarbeiteten, wenn sie das Weit- und das Nahsehen spezifischer nutzten. Wir begannen jeweils mit den Grundschritten, um einen Inneren-Fenster-Brainspot zu finden, wenngleich man die z-Achse auch beim Äußeren-Fenster-Brainspotting nutzen kann. Als Nächstes bat ich den Klienten, auf die Spitze des Zeigestabs zu sehen und mir seinen SUDS-Grad der Aktivierung zu sagen. Dann leitete ich den Klienten an, durch den Zeigestab hindurch direkt auf die entfernteste Stelle im Raum zu blicken, in der Regel eine Wand. Es konnte auch der Boden oder die Decke sein, wenn er nach unten oder nach oben blickte.

Dann fragte ich nach dem SUDS-Grad bei dem entfernten Punkt. Für gewöhnlich gab es einen numerischen Unterschied zwischen Nah- und Weitsehen (etwa eine Acht beim Nahsehen und eine Fünf beim Weitsehen). Manchmal war der Unterschied gering, ein andermal erheblich. Wie zuvor bereits erwähnt, war der SUDS-Grad beim Nahsehen in der Regel höher und beim Weitsehen niedriger.

Ich leitete Klienten an, damit zu beginnen, etwa zehn Minuten lang auf den Punkt zu starren, der mit dem niedrigeren SUDS-Grad verbunden war, je nach dem, ob dieser nah oder fern war. Anschließend ließ ich sie den Blick zu dem Punkt mit dem höheren SUDS-Grad wechseln, für gewöhnlich der Punkt, der näher lag. Ich erkundigte mich dann noch einmal nach dem SUDS-Grad, um zu sehen, ob er sich gegenüber dem ursprünglichen Wert verändert hatte. Ich stellte fest, dass bei einer konsistenten Verarbeitung an dem entfernten Punkt das Aktivierungsniveau bei dem nahen Punkt zurückging, und umgekehrt. Nach zehn Minuten wechselte ich wieder zu der anderen Entfernung und fragte erneut nach dem SUDS-Grad. Ich war überrascht, wie der fortwährende Wechsel zwischen den Entfernungen auf der z-Achse die Verarbeitung zu beschleunigen schien.

Ganz allgemein habe ich beobachtet, dass jede Veränderung darin, *wie* und *wohin* wir blicken, eine Veränderung im Zustand des

Gehirns mit sich bringt und den Heilungsprozess voranbringt. Dazu gehört auch das regelmäßig wiederkehrende Schließen und anschließende Öffnen der Augen. Entlang der z-Achse leitete ich den Klienten an, für immer kürzere Zeitspannen auf die jeweiligen Punkte, nah und fern, zu starren und schneller hin und her zu wechseln. Von zehn Minuten Nahsehen und zehn Minuten Weitsehen gingen wir als Nächstes zu jeweils etwa sieben Minuten, dann zu jeweils fünf Minuten und sodann zu jeweils drei Minuten über. Schließlich erfolgte der Wechsel zwischen nah und fern jede Minute. Dadurch wurde der Prozess in der Regel in Bewegung gehalten und weiter vorangetrieben. Je aktiver das Gehirn ist, desto mehr neigt es dazu, Informationen durch seine riesigen Schaltkreise umherwandern lassen, was Veränderungen erleichtert und Heilung fördert.

Die Technik „z-Achse" endet schließlich bei der ursprünglichen Konvergenzgeschwindigkeit, bei der der Klient alle fünf Sekunden auf der z-Achse hin und wechselt, wodurch der okulokardiale Reflex ganz klar aktiviert wird. Ich habe seither festgestellt, dass sowohl die Konvergenz- als auch die z-Achsentechnik unendlich wertvolle Instrumente sind. Für manche Brainspotting-Klienten bewirkt diese Kombination den Unterschied zwischen Erfolg und Scheitern des Prozesses. Bei anderen Klienten bringt sie den Prozess weiter voran, der bereits gut fortschreitet.

Kapitel 9

Die Neurobiologie von Brainspotting

Es ist alles nur eine Sache des Gehirns

Meine Ausbildung als Therapeut begann in den 1970er-Jahren an der *Yeshiva University School of Social Work* und wurde Anfang der 1980er-Jahre bei der *Society for Psychoanalytic Study and Research* vertieft, wo ich als Psychoanalytiker ausgebildet wurde. Was mir damals auffiel, war, dass die Lehrer und Therapeuten immer von der *Psyche* und nie vom Gehirn sprachen. Ich fragte mich oft: „Wo ist denn die Psyche?" Meine innere Antwort lautete für gewöhnlich: „Sie muss im Gehirn sein."

Und siehe da, die 1990er-Jahre sollten sich als das Jahrzehnt des Gehirns entpuppen. Was die Wissenschaftler damals herausfanden, führte zu einem revolutionären Wandel unseres Verständnisses vom Gehirn verstanden und der Art, wie es alles, was wir denken, fühlen und tun, beeinflusst. Diese Revolution hat in der Praxis der Psychotherapie leider nur langsam ihren Niederschlag gefunden. Vieles auf dem Gebiet der psychischen Gesundheit ist nach wie vor Varianten der Gesprächstherapie verpflichtet, ohne den neurobiologischen Notwendigkeiten Beachtung zu schenken, die den Heilungsprozess vorantreiben.

1993 öffnete meine Ausbildung in EMDR mir die Tür zu einer mehr technischen Form der therapeutischen Praxis, die Augenbewegungen, Bewertungsskalen und vor allem eine Körperorientierung mit einbezog. Wenn ich in diesem Buch über das Gehirn spreche, beziehe ich mich auch auf den Körper, da Gehirn und Körper eine integrierte Einheit im gesamten Nervensystem sind. Ich halte nichts von der Idee der „Verbindung" von Körper und Geist, weil ich nicht der Auffassung bin, dass Körper und Geist „getrennt" seien. Wie bereits zuvor gesagt: Was im Gehirn ist, das ist auch im Körper, und was im Körper ist, das ist auch im Gehirn.

Dem Stellenwert, der dem Körper bei der psychischen Gesundheit zukommt, der vor einem Jahrhundert von Pierre Janet erkannt und in den 1920er- und 1930er-Jahren durch Wilhelm Reich bekannt wurde, ist in den letzten Jahrzehnten mit therapeutischen Ansätzen wie dem *Somatic Experiencing* und der sensorimotorischen Psychotherapie die ihm gebührende Anerkennung zuteilgeworden. Dennoch gibt es viele Therapeuten, die *nie* nach den körperlichen Empfindungen ihrer Klienten fragen. Darüber hinaus werden Traumata und Dissoziation, Zustände, die eng mit dem Gehirn und dem Körper verbunden sind, häufig als mögliche Faktoren ignoriert, die zu den psychischen Problemen beitragen, die Klienten Hilfe in einer Therapie suchen lassen – und zwar trotz der Tatsache, dass die Traumatologie die Rolle, die Traumata in unserem ganzen Leben spielen, in den Blickpunkt gerückt hat.

Wenn wir das Gehirn und den Körper nicht in die therapeutische „Gleichung" einbeziehen, sehen wir nur einen kleinen Bruchteil des ganzen Bildes. Das Ergebnis ist eine lange, unfokussierte und allzu oft unproduktive Behandlung. Manche Klienten werden als „schlecht ansprechend" angesehen und andere werden als „nicht ansprechend" fallen gelassen. Es wird selten gesehen, dass die Beschränkungen des Behandlungsprozesses als solche dazu beitragen, dass das Ergebnis hinter den Erwartungen oder Wünschen zurückbleibt.

Brainspotting bringt das Gehirn und somit den Körper wieder in die therapeutische Gleichung ein. Brainspotting hat Zugang zu Teilen des Gehirns, die ein mündlicher Austausch nie erreichen und noch viel weniger verstehen kann, und das ist es, was Brainspotting von der eher traditionellen Gesprächstherapie unterscheidet. Was genau geschieht beim Brainspotting in unserem Gehirn? Bis uns definitive Forschungsergebnisse vorliegen, sind meine Antworten spekulativ.

In seinem Buch *Neustart im Kopf: Wie sich unser Gehirn selbst repariert* beschreibt Dr. Norman Doidge das Phänomen der Neuroplastizität, der Fähigkeit des Gehirns, zeit unseres Lebens neue Nervenverbindungen zu bilden. Früher glaubte man, bis zum Erwachsenenalter habe das menschliche Gehirn seinen endgültigen Entwicklungsstand erreicht und könne sich nicht mehr verändern. N. Doidge erzählt viele Geschichten, wie das Gehirn von Menschen sich in einer Weise verändert hat, wie man es vor nur wenigen Jahren nicht für möglich gehalten hätte.

Inzwischen ist auch bekannt, dass das Gehirn zeit unseres Lebens in der Lage ist, neue Zellen zu bilden, ein Phänomen, das als Neurogenese bezeichnet wird. Bei Menschen, die schwere Traumata überlebt haben, ist nachgewiesen worden, dass sie an einer Schrumpfung des Hippocampus leiden – eines Teils des Gehirns, der in die Bildung, Organisation und Speicherung von Informationen involviert ist –; durch erfolgreiche therapeutische Interventionen konnte jedoch bei Trauma-Überlebenden eine Neurogenese im Hippocampus herbeigeführt werden.

Ich habe Brainspotting seit zehn Jahren bei mehr als tausend Klienten angewendet und weiß, dass bereits rund sechstausend andere Brainspotting-Therapeuten es mit gleichem Erfolg anwenden und Veränderungen erzielen, die vorher für unmöglich gehalten wurden. Die Ergebnisse von Brainspotting, die ich beobachtet habe, haben mich zu der Überzeugung gebracht, dass Brainspotting das Gehirn verändert, indem es Einfluss auf seine Neuroplastizität nimmt und vielleicht auch zur Neurogenese beiträgt, zum Wachstum neuer Gehirnzellen.

***

Meine Hypothese ist, dass das Gesichtsfeld ein Spiegel der Prozesse ist, die im Gehirn stattfinden und im Körper erlebt werden. Entsprechend denke ich, dass wir uns dieses Gesichtsfeld zunutze machen können, um Zugang zu neuronalen Prozessen zu gewinnen und sie zu beeinflussen. Durch die Lokalisierung von Brainspots im Gesichtsfeld richtet sich die „Scantätigkeit" des Gehirns auf das Gehirn selbst und nutzt ihn, um das Gehirn zu heilen.

Wissenschaftler wissen, dass jedes menschliche Gehirn etwa 100 Milliarden Neuronen enthält. Diese vielen Gehirnzellen sind durch 100 000 Meilen von Axonen miteinander verbunden, die zwischen 100 Billionen und 1 Billiarde synaptischer Verbindungen umfassen. Um diese Zahlen in eine Relation zu setzen: Die Milchstraße besteht nur aus 100 bis 400 Milliarden Sternen. Diese „kosmischen" Zahlen verdeutlichen die immense, fast unendliche Komplexität des Gehirns.

Warum sind wir mit einem so unglaublich leistungsstarken „Denkapparat" gesegnet? Ich vermute, dass das Gehirn die Fähigkeit besitzt, den Körper wie auch sich selbst zu beobachten, bis hinab zur zellulären und vielleicht sogar molekularen Ebene. Dieser Prozess des Selbstscannens scheint mit unserem Immunsystem verbunden zu sein, das Probleme im Körper sowohl erkennt als auch bewältigt. Das Gleiche gilt für das Gehirn, das Anomalien im Körpersystem sowohl beobachtet als auch korrigiert. Ich glaube jedoch auch, dass das Gehirn sich selbst bis auf die neuronale und synaptische Ebene beobachtet. Diese Fähigkeit des Gehirns ist Ausdruck unserer Fähigkeit der Introspektion, der Selbstbeobachtung. Mir erscheint unsere Fähigkeit, uns selbst zu beobachten und zu heilen, existenziell zu sein, da sie es uns ermöglicht, uns unserer äußeren und inneren Umwelt anzupassen und so zu überleben.

Um diese hochtrabenden Ideen mit einfacheren Worten auszudrücken: Wenn etwas Wichtiges uns zu schaffen macht oder belastet, werden wir aktiviert und es gibt Positionen in unserem Gesichtsfeld, die *den* Stellen entsprechen, an denen diese Aktivierung in unserem Gehirn lokalisiert ist. Wenn wir darüber nachdenken, wo wir die Aktivierung in unserem Körper fühlen, konzentriert sich das Gehirn noch weiter auf diesen „wunden Punkt“, an dem sie sich lokalisieren lässt. In den vorhergehenden Kapiteln habe ich Beispiele geschildert, die aufzeigen, wie eine Brainspotting-Sitzung rein äußerlich abläuft – was ich Klienten zu tun bitte und wie sie reagieren. Mit dem nächsten Beispiel möchte ich Ihnen eine Vorstellung davon vermitteln, was bei einer Brainspotting-Sitzung meines Erachtens im Inneren, im Gehirn, geschieht.

Zum Beispiel: Donald

Donald kam zu mir, weil er durch einen Autounfall traumatisiert war, der ihn fast das Leben gekostet hätte. Er hatte täglich Flashbacks und Albträume und jedes Mal, wenn er mit Auto fuhr, war er überzeugt, dass ihn ein weiterer Unfall ereilen würde.

Ich bat ihn, in sich hineinzugehen und sich in Bezug auf den Unfall zu aktivieren. Donald berichtete, dass er den Augenblick des Zusammenstoßes sehe, höre und fühle. Dann ließ ich ihn mit den Augen dem Zeigestab folgen, den ich quer durch sein Gesichtsfeld bewegte, und bat ihn, mir zu sagen, wo er das Unfallerlebnis am stärksten empfinde. Als der Zeigestab einen Punkt weit links von ihm erreichte, zeigte Donald darauf und sagte: „Genau hier!“

Was geschah tatsächlich in Donalds Gehirn, als seine Augen meinem Zeigestab bis weit nach links folgten und den Punkt fanden, an dem er es am meisten spürte? Ich denke, dass – als ich Donald bat, sich in Hinsicht auf den Unfall zu „aktivieren“ – sein Gehirn intuitiv sein unendliches Netz von Neuronen nach den Stellen durchsuchte, an denen das Trauma des Unfalls festgehalten wurde. Als wir den Unfall wieder aufleben ließen, indem wir die Erinnerung wieder wachriefen, war das Ergebnis, dass verschiedene Stellen in seinem Gehirn aktiviert wurden. Gleichzeitig wurden *die* Regionen in seinem Gehirn, die *nicht* in die Erinnerung an den Unfall involviert waren, nicht aktiviert.

Forscher haben diese Reaktionen in Gehirnscans gesehen, wo einige Teile des Gehirns „aufleuchten“ (was eine erhöhte Durchblutung an diesen Stellen widerspiegelt), während andere ruhig werden. Ich glaube, dass jener Punkt, den wir in Donalds Gesichtsfeld gefunden hatten, den Stellen in seinem Gehirn entsprach, die aktiviert waren. Mit anderen Worten, als Donald sein Gesichtsfeld scannte, begann sein Gehirn gleichzeitig, sich selbst nach den Regionen abzuscannen, die aktiviert waren.

Das Gehirn löst die meisten Herausforderungen selbst – dank seiner genialen Struktur und Funktion. Was Therapeuten als „psychische Symptome“ bezeichnen, etwa Angstattacken oder Flashbacks, solche Phänomene treten dann auf, wenn das Gehirn *nicht* in der Lage ist, ein Problem ausreichend zu lösen. Entweder kann das Gehirn das Problem nicht in sich selbst lokalisieren oder es weiß, wo das Problem liegt, aber nicht, wie es das entwirren kann. Solche unlösbaren Probleme beruhen oft auf Traumata.

Während Donald auf den Brainspot starrte, leitete ich ihn an, seinen inneren Prozess Schritt für Schritt zu beobachten, ohne ihn zu bewerten, wo immer er auch hinführte. Von Zeit zu Zeit berichtete Donald mir von seinem inneren Prozess, und wenn er es nicht von sich aus tat, bat ich ihn, mir zu sagen, was geschah. Bisweilen spielte sein Geist den Autounfall noch einmal durch, ein andermal sprang er zu anderen Lebenserfahrungen, von denen manche mit dem Unfall zusammenzuhängen schienen, andere jedoch nicht. Mitunter sah er schnell wechselnde Bilder und hörte Geräusche, während er ein andermal hauptsächlich körperliche Empfindungen wahrnahm. An manchen Punkten herrschte nur Leere in seinem Kopf, an anderen dachte er über banale alltägliche Aufgaben nach. Nicht der Inhalt war wichtig, sondern der Prozess. Warum? Weil Donalds bewusstes Gehirn seine unbewussten Gehirnmechanismen beobachtete.

Indem er auf den Punkt starrte, den er weit links in seinem Gewichtsfeld gefunden hatte, half Donald seinem Gehirn, seinen Fokus auf die neuronalen Problembereiche gerichtet zu halten und damit zu beginnen, sie auseinanderzunehmen und zu lösen. Dieses Lösen oder Entwirren geschieht nicht kognitiv, linear. Es ist ein Prozess, der sich tief im Gehirn vollzieht, und seine Komplexität entzieht sich der Reichweite und dem Auffassungsvermögen unserer bewussten Wahrnehmung. Therapeuten bezeichnen diesen Prozess als Verarbeitung, andere würden ihn als eine Form von Achtsamkeit ansehen.

Wie in Kapitel 2 im Einzelnen dargelegt, beobachtet das bewusste Selbst das tiefere Selbst in einer offenen, neugierigen, wertungsfreien Art und Weise. Diese Form der Verarbeitung durch *fokussierte Achtsamkeit* geschieht in einem Zustand, den ich als *fokussierte Aktivierung* bezeichne (Aktivierung mit gleichzeitiger Aufmerksamkeit für einen Brainspot), sodass sie schneller und gezielter auf den Punkt gerichtet ist, als das bei Achtsamkeit sonst der Fall ist.

Die tief im Gehirn stattfindenden Prozesse sind unglaublich schnell, komplex und intuitiv. Da sie die Prozesse widerspiegeln, die das Gehirn veranlasst, um alle unsere Körperfunktionen zu regulieren, sind sie auch ein Spiegel dessen, wie wir im wahrsten Sinne des Wortes leben und atmen. Wenn unser bewusstes Gehirn versucht, den unbewussten Ablauf dessen zu begreifen, was geschieht, wenn wir auf einen Brainspot fokussiert sind, so scheitert es. Wenn unser bewusstes Gehirn jedoch weise seine Grenzen akzeptiert und unserem *tieferen* Gehirn vertraut, wird es auf einen Pfad der Heilung und Lösung geführt.

Dies war letzten Endes das Ergebnis bei Donald. Er erholte sich von seiner PTBS und litt nicht mehr unter Flashbacks, Albträumen und dem, was Therapeuten als Angst vor dem Wiederauftreten bezeichnen.

Mit seiner unermesslichen Kraft, die durch die besagte Augenposition auf die aktivierten Bereiche fokussiert wird, kann das Gehirn sich tatsächlich selbst beobachten, wie es neurologisch seine eigenen psychischen Rätsel löst. Wie ich und Tausende andere geschulte Brainspotting-Therapeuten auf der ganzen Welt bezeugen können, ist dieser Prozess so verblüffend und erstaunlich, dass er manchmal wie ein Wunder erscheint.

***

Brainspotting bietet Therapeuten nicht nur die Möglichkeit, ihre Klienten darüber aufzuklären, wie der Brainspotting-Prozess funktioniert, sondern auch darüber, wie ihr Gehirn auf diese Erfahrung reagiert. Diese Erklärung kann sich auf das Modell stützen, das Bonnie Badenoch in ihrem bahnbrechenden Buch *Gehirn und Psyche: Interpersonelle Neurobiologie als Grundlage einer erfolgreichen therapeutischen Praxis* beschrieben hat.

Zwar kann die *kortikale* Struktur des Gehirns, also das bewusste, denkende Gehirn, durch die *tieferen* Gehirnprozesse irritiert werden, die es beobachtet, aber es kann auch dazu angeleitet werden, sie zu verstehen. Dieses „Beobachtergehirn“ ist ja in der Tat sehr wissbegierig und liebt es, mit Informationen gefüttert zu werden. Ich bezeichne diesen Teil des Gehirns gerne als „Baby-Genie“, weil er wie ein Kleinkind ständig riesige Mengen an Informationen aufnimmt, aber auch leicht gelangweilt oder abgelenkt wird. Wenn Sie dieses

Baby-Genie „einschalten", fixiert es sich auf Sie und auf alles, was Sie sagen.

Wenn Therapeuten Brainspotting erklären, schalten sie sozusagen dieses Baby-Genie ein und unterweisen es, und indem sie dies tun, helfen sie der kortikalen Struktur des Gehirns, dem bewussten Gehirn, die komplexen, nichtlinearen Prozesse des tieferen Gehirns zu akzeptieren. Ich sage zum Beispiel etwa Folgendes, wenn ich das Baby-Genie über Brainspotting aufkläre:

- Wohin wir schauen, das hat Einfluss darauf, wie wir uns fühlen. Mit anderen Worten: Wenn wir nach links oder rechts, nach oben oder unten blicken, erleben wir die Dinge jedes mal anders. Dieser Unterschied kann geringfügig oder sehr beachtlich sein. Und wenn wir uns auf etwas konzentrieren, mit dem wir starke Gefühle verbinden, ist dieser Unterschied zwischen den verschiedenen Richtungen – also wenn wir nach links oder nach rechts oder nach oben oder unten schauen – noch ausgeprägter.
- *Warum* reagieren wir jeweils anders, wenn wir in verschiedene Richtungen schauen? Nun, eine Veränderung der Augenposition führt irgendwie zu einer Veränderung dessen, was im Gehirn geschieht, auch wenn wir noch nicht genau wissen, wieso dies so ist. Sie denken womöglich, Ihnen sei alles bewusst, was in Ihrem Inneren vor sich geht, aber Ihr Gehirn ist ein riesiges Universum. Wenn Sie dieses Universum betrachten, denken Sie vielleicht, dass Sie alles darin sehen können. Lassen Sie sich nicht täuschen – Sie sehen nur einen kleinen Teil davon.
  Es ist wie, wenn man auf die Oberfläche des Ozeans schaut – man denkt vielleicht, man sähe alles, aber *unter* der Oberfläche, wo man nicht mehr hinsehen kann, liegt der größte Teil des riesigen Ozeans ... Brainspotting wird Ihnen helfen, mehr über Ihr riesiges, kompliziertes Gehirn herauszufinden. Sie müssen jedoch lernen, dass dort „unten" andere Regeln gelten als die, an die Sie gewöhnt sind.

Und Folgendes sage ich, um dem denkenden Gehirn zu helfen, sich auf das vorzubereiten, was geschieht, wenn das tiefere Gehirn beginnt, das Problem zu entwirren, das im Fokus steht:

- Wenn Sie auf diesen Punkt schauen, möchte ich, dass Sie beobachten, wohin Ihr Geist geht, wo immer dies auch sein mag. Diese Beobachtung ist eine Form der Achtsamkeit. Sie steuern nicht, wo Ihr Geist hingeht – es *geschieht* einfach. Wohin er geht, kann für Sie Sinn ergeben oder auch nicht, das spielt keine Rolle. Ihr tieferes Gehirn *weiß*, was zu tun ist. Das ist wie beim Atmen. Gedanken, Erinnerungen, Gefühle oder körperliche Empfindungen kommen und gehen vielleicht. Bewerten Sie diese nicht, lassen Sie sich einfach darauf ein und folgen Sie Ihrem Gehirn. Vertrauen Sie Ihrem Instinkt.

Manche Klienten lassen sich wie selbstverständlich auf diesen Prozess der fokussierten Achtsamkeit ein, während andere zunächst damit zu kämpfen haben. In unserer westlichen Kultur sind wir dazu erzogen worden, dem Linearen zu folgen und dem Intuitiven zu misstrauen.

Interessant ist, dass die Anfälligkeit für Leistungsprobleme sich bei diesem Prozess oft bereits früh zeigt. Klienten können ihre natürliche Verarbeitung falsch verstehen und das Gefühl haben, es „nicht richtig zu machen", wenn sie in Wirklichkeit genau das tun, was sie tun sollten. Diese Anfälligkeit offenbart ein bewusstes, denkendes Gehirn, das dem tieferen Gehirn misstraut und Aufklärungsbedarf in Bezug auf sich selbst hat.

Mitunter schrecken Klienten vor dem Prozess zurück und sagen: „Ich mag es nicht, wie ich mich dabei fühle." Bei diesen Gelegenheiten verweise ich auf die Weisheit des Gehirns, dem man die Führung überlassen sollte: „*Reagieren* Sie nicht auf Ihre Reaktionen. *Beobachten* Sie sie, neugierig und wissbegierig, und schauen Sie zu, wohin sie führen." In Sitzungen wie auch im Leben hemmen Menschen sich selbst, weil ihre emotionalen und körperlichen Erfahrungen sie irritieren und sie Angst davor haben. Klienten müssen dazu angeleitet werden, zu erkennen, dass das, was ihr Körper und ihre Emotionen ihnen mitteilen, ein relevantes und bedeutsames Feedback ist. Diese Anleitung hilft ihnen nicht nur, im wahrsten Sinne des Wortes selbstbewusster, sondern auch besser integriert zu werden.

Die letzte Aufklärung für die Klienten kommt später im Brainspotting-Prozess, wenn ich sie anweise, zu ihrem ursprünglichen Problem zurückzukehren und zu sehen, wie es jetzt in ihnen nachhallt. „Wie sieht es aus?", frage ich dann, und: „Wie fühlt es sich an? Wie fühlt Ihr Körper sich?" Das Wichtigste bei diesem Prozess ist, noch einmal den SUDS-Grad festzustellen. Selbst wenn Klienten die schnelle, intuitive Verarbeitung nicht begreifen, verstehen sie sehr wohl, wenn ihre emotionale Belastung, ihr SUDS-Grad erheblich zurückgegangen ist, etwa von neun auf drei. Hier wird das Nichtlineare linear. Der Klient begann mit einem Aktivierungsgrad von neun, mit allen Komponenten, die dazugehörten. Die Verarbeitung erfolgte, während er auf den Brainspot fokussiert war, und der SUDS-Grad liegt schließlich bei drei. A führte zu B, das wiederum zu C führte. Das ist das „Aha-Erlebnis", der Moment, in dem die kortikalen Strukturen des Gehirns alle Informationen zusammenführen und das denkende Gehirn sich selbst und den Prozess besser verstehen kann. Bei dieser Veränderung des Selbstbewusstseins gibt es etwas, das auch die fortgesetzte Verarbeitung zu fördern und zu unterstützen scheint.

***

Therapeuten sind Gewohnheitsmenschen und scheinen ein Gespür dafür zu haben, was in der Therapie funktioniert und warum es funktioniert. Dennoch scheint es für viele Therapeuten nicht so wirksam oder auch nur relevant zu sein, Klienten darüber aufzuklären, wie ihr Gehirn funktioniert. Ich selbst war überrascht, festzustellen, was für einen großen Unterschied es für Klienten ausmacht, wenn sie Wissen über das Gehirn erwerben. Sie bestätigen nicht nur unisono: „ Das ergibt Sinn", sondern auch: „Dadurch fühle ich mich besser."

Ich lege meinen Klienten oft nahe, sich Bilder vom Gehirn aus dem Internet herunterzuladen. Die schriftlichen Informationen, die auf den meisten Gehirn-Websites zu finden sind, sind für die allgemeine Öffentlichkeit zu komplex, manchmal sind sie sogar mir zu hoch. Am informativsten für Erwachsene können hingegen seltsamerweise die Websites sein, die das Gehirn für Kinder beschreiben.

In meiner Praxis habe ich auch ein Modell des Gehirns, das ich benutze, um zu erklären und direkt zu zeigen, wie das Gehirn traumatisiert wird und wie es heilen kann. Bei mir kommt es nicht selten vor, dass Klienten sich an den Hinterkopf oder Nacken fassen, um zu fühlen, wo ihr Hirnstamm liegt. Ich sage dann: „Das ist, wo Sie leben und atmen. Das ist, wo Ihre Überlebensinstinkte herkommen." Sie reagieren oft mit einem Seufzer der Erleichterung, wenn Sie erfahren, wo ihre Fähigkeit zu überleben sitzt.

***

Eine weitere Brainspotting-Technik, die ich entwickelt habe, ist der sogenannte „Innere Gehirnscan". Sie können ihn jetzt selbst ausprobieren, wenn ich ihn beschreibe.

Brainspotting basiert, wie bereits zuvor in diesem Kapitel gesagt, auf der Annahme, dass das Gehirn sich ständig selbst scannt. Beim Ansatz des Inneren Gehirnscans ermuntere ich Klienten, dieses Selbstscannen direkt im jeweiligen Moment aus erster Hand zu erleben. Dabei sage ich Folgendes:

- Denken Sie an etwas, was Sie belastet, und dann stellen Sie fest, wie sehr es Sie belastet – auf einer Skala von null (dem niedrigsten Wert) bis zehn (dem höchsten Wert). Dann stellen Sie fest, wo in Ihrem Körper Sie es fühlen.
  Nun möchte ich, dass Sie Ihre Augen schließen und im wahrsten Sinne des Wortes in Ihr Gehirn schauen, um zu sehen, welcher Teil Ihres Gehirns aktiviert ist. Ist es der vordere, der mittlere oder der hintere Teil? Ist es links oder rechts? Ist es oben oder unten?

- Nachdem Sie so die Aktivierung lokalisiert haben, möchte ich, dass Sie erkennen, wie es aussieht. Erkennen Sie, wie groß es ist und welche Form es hat. Erkennen Sie die Farben und ob es dunkel oder hell ist.
- Jetzt möchte ich, dass Sie die Augen wieder öffnen, um zu sehen, wo sie hingehen möchten, während Sie im Bewusstsein halten, was Sie gerade in Ihrem Gehirn gesehen oder gefühlt haben. Schauen Sie weiter auf diesen Punkt und beobachten Sie einfach, wohin auch immer Ihr Geist geht.

Nach einigen Minuten der Verarbeitung sage ich:

- Ich möchte, dass Sie die Augen schließen und an *den* Ort in Ihrem Gehirn zurückgehen, den Sie vorher angeschaut haben. Stellen Sie fest, wie er jetzt aussieht und wie er sich jetzt anfühlt. Hat er sich verändert?
  Wenn ja, stellen Sie fest, wie er sich verändert hat und wie diese Veränderung sich jetzt für Sie anfühlt. Ich möchte, dass Sie noch einmal den SUDS-Grad (zwischen null und zehn) bestimmen, um zu sehen, wie er jetzt ist.

Dieser ganze Prozess wird Schritt für Schritt öfter wiederholt. Interessant dabei ist, dass der Klient nicht nur einen äußeren Spot, sondern auch einen inneren Spot findet. Und Klienten berichten oft, dass sie die Verbindung zwischen den Spots spüren. Dieser Prozess macht sich vielleicht tatsächlich die Fähigkeit des Gehirns zunutze, sich selbst zu scannen, nicht nur metaphorisch.

Klienten sind oft erstaunt über das, was in einer Brainspotting-Sitzung oder Behandlung geschieht. Viele von ihnen sind vorher schon in Therapie gewesen und haben nie auch nur annähernd solche Ergebnisse erreicht wie beim Brainspotting. In nur einer Sitzung können Klienten sehen, wie sich etwas verändert in der Art, wie sie sich selbst und ihr Leben erleben. Wenn sie mich fragen: „Wie ist das möglich?“, so antworte ich immer: „Das ist alles nur eine Sache des Gehirns!“ Und davon bin ich überzeugt.

Kapitel 10

Brainspotting und der Körper

Unser Körper als Speicher von Erinnerungen

Randi war ursprünglich wegen ihrer Paniksymptome und ihres Schmerzsyndroms zu mir gekommen. Sie war in einer dysfunktionalen Familie aufgewachsen, ihre Eltern hatten sich Tag und Nacht gestritten. Manchmal arteten die Streitigkeiten in Gewalttätigkeiten aus. In den ersten fünf Jahren ihres Lebens stand Randi ihrem Vater viel näher als ihrer Mutter. Von ihrer Mutter erfuhr sie so viel Ablehnung, dass es einer Misshandlung gleichkam. Sätze wie „Du bist hässlich, du bist dumm, du bist nutzlos …“ prasselten aus dem Mund ihrer Mutter unentwegt auf sie herab. Ihr Vater war „mütterlicher“ zu ihr als ihre Mutter.

Das war so, bis Randi fünf wurde. Da veränderte sich etwas, wahrscheinlich als Ergebnis dessen, dass ihr Vater immer unkontrollierter trank. Zuerst wurde er kalt und distanziert. Dann begann er, zornig zu werden und Randi zu misshandeln. Sie konnte nie wissen, was sie treffen würde – im wahrsten Sinne des Wortes. Randi versuchte alles, um eine gute Tochter zu sein; sie übernahm schließlich sogar die Rolle derjenigen, die sich um beide Elternteile kümmerte. Aber ihr Bemühen, ein „perfektes“ Kind zu sein, hielt ihre Eltern nicht von den täglichen Angriffen ab.

Niemand wusste etwas von Randis täglichen Qualen. Ihre Eltern waren im Haus wie Teufel und auf der Straße wie Engel. Sie waren in der Gemeinde sehr angesehen. Alle glaubten, Randi komme aus einer idealen Familie, während sie in Wirklichkeit in einer privaten Hölle lebte.

Während ihrer Adoleszenz begann es, dass sie Panikattacken hatte, die aus dem Nichts zu kommen schienen. Sie wachte mitten in der Nacht auf und hatte das Gefühl, ihre Brust werde zusammengeschnürt. Ihre Angst baute sich während des ganzen Tages auf und wurde nachts immer schlimmer. Randi entschloss sich, Erziehungswissenschaften zu studieren, und schaffte es irgendwie, mit Biss und Ausdauer. Mit ihrem Beruf als Lehrerin konnte sie selbst für ihren Lebensunterhalt sorgen und begann, erste Männerbekanntschaften zu machen. Aber die Panikattacken verschwanden nie und sie hatte jeden Tag damit zu kämpfen.

Im Alter von 24 Jahren begann es, dass sie Schmerzen in ihren Beinen hatte. Mit den Monaten, die vergingen, wurden die Schmerzen immer stärker und breiteten sich auf ihren Rücken und Nacken aus. Sie suchte medizinische Hilfe und ging von Arzt zu Arzt. Keiner der medizinischen Experten war in der Lage, die Ursache der Schmerzen zu finden oder eine definitive Diagnose zu stellen. Es gab die Hypothesen, Randi könnte eine Fibromyalgie, eine Nervenkrankheit, eine sympathische Reflexdystrophie oder einfach eine unerkannte Schmerzstörung haben. Wegen ihrer Vorgeschichte mit Panikattacken waren mehr als nur einige der Ärzte der Meinung, die Schmerzen könnten psychisch bedingt sein, und einer sagte sogar, sie seien nur „in ihrem Kopf".

Dieser Arzt war zwar unsensibel, lag aber nicht falsch. Die Schmerzen, die Randi spürte, waren in einem gewissen Sinne „in ihrem Kopf". Sie existierten in ihrem Gehirn – und in ihrem Nervensystem. Da unser Nervensystem sowohl das Gehirn als auch den Körper umfasst, wird alles, was wir in unserem Körper fühlen, auch in unserem Gehirn gefühlt. Unser Körper und unser Gehirn sind unzertrennlich miteinander verbunden, sie sind eine integrierte Einheit. Wenn ich in diesem Kapitel vom Körper spreche, spreche ich also auch vom Gehirn.

Wir empfinden psychische Schmerzen in unserem Körper. Herzschmerz ist eine treffende Veranschaulichung. Krankheiten, Verletzungen und Schmerzen traumatisieren auch psychisch und das psychische Trauma aus physischem Leiden sitzt auch im Nervensystem. Das Physische und das Psychische interagieren miteinander und sind ineinander verflochten. Auf einer bestimmten Ebene sind physische und psychische Erfahrungen nicht mehr voneinander zu unterscheiden. Dies bedeutet nicht, dass wir keine unterschiedlichen Diagnosen von physischen und psychischen Leiden haben könnten. Es bedeutet aber, dass Ärzte sich der allgegenwärtigen psychischen Resonanz bewusst sein müssen, die physische Krankheiten begleitet. Und ebenso sollten sich Psychotherapeuten der somatischen Probleme bewusst sein, die mit allen psychischen Beschwerden einhergehen.

Als Randi wegen einer Psychotherapie zu mir kam, war es nicht meine Aufgabe, ihren physischen Zustand umfassend zu diagnostizieren, da ich kein Arzt bin. Es war jedoch meine Verantwortung, achtsam auf das Wechselspiel zwischen ihren Panikattacken und ihren Schmerzen einzugehen, insbesondere im Zusammenhang mit ihrer traumatischen Geschichte. Ich wusste, dass ich mithilfe von Brainspotting eine Chance haben würde, dorthin zu gelangen, wo sie ihr psychisches Trauma in ihrem Nervensystem festhielt, und ich wusste, damit könnten sich auch ihre körperlichen Schmerzen reduzieren.

> Die Psychologie ist ein Spiegelbild der Physiologie und Brainspotting ist ein physiologischer Ansatz mit psychologischen Konsequenzen. Brainspotting sollte nicht als Hauptbehandlung für medizinische Beschwerden verwendet werden, aber wenn es verwendet wird, um das psychische Trauma eines physischen Leidens zu heilen, kann es die physischen Symptome lindern und die medizinische Behandlung unterstützen, sodass sie ihr Ziel erreicht.

***

Bei der Behandlung von Randi mit Brainspotting war ich neugierig, wie ihre psychischen und physischen Symptome darauf ansprechen würden. Ich nahm ihre persönliche Vorgeschichte umfassend auf; dazu gehörten ihre familiären Erfahrungen wie auch ihre psychische und ihre medizinische Krankengeschichte. Bei dieser Anamnese fiel mir auf, dass sie manchmal tief schluchzte und ein andermal einfach nüchtern und sachlich erzählte. Sie erzählte mir, dass ihr größtes Trauma nicht die bösartigen Beschimpfungen ihrer Mutter gewesen seien, sondern der Verlust der Liebe ihres Vaters, als er sich von ihr zurückzog und gegen sie wendete.

An diesem Punkt begannen wir mit dem Brainspotting-Prozess. Wegen ihrer traumatischen Geschichte und ihrer unerklärlichen Schmerzen ging ich sehr vorsichtig vor. Ich nutzte das ganze Ressourcenmodell, also Körperressource und Ressourcen-Brainspot sowie Ein-Auge-Spotting, und begann bei ihrem Ressourcenauge (bei dem ihr SUDS-Grad niedriger war). Ich leitete Randi sogar an, über den Zeigestab hinaus bis zur Wand zu schauen (z-Achse); das war hilfreich und so fühlte sie sich weniger bedroht. Wir überwachten ihre körperlichen Schmerzen sehr genau, um sicherzugehen, dass sie sich nicht verschlimmerten, wenn schmerzhafte Erinnerungen wachgerufen wurden. In den ersten Sitzungen achtete ich darauf, dass Randi und ich während des gesamten Prozesses miteinander sprachen, sodass sie meine Gegenwart spürte und auf keinen Fall ihre Erdung verlor.

Als sie die entscheidende Erinnerung wachrief, bei der ihr Vater sie buchstäblich wegstieß, starrte Randi auf den Brainspot an der Wand, als würde sie ein Video anschauen. Ihre Augen waren weit aufgerissen und ihre Pupillen stark erweitert. Sie schrie wiederholt: „Papa, was habe ich falsch gemacht? Was habe ich falsch gemacht?" Aber die Erinnerungen hörten an dieser Stelle nicht auf. Randi sah ein Bild nach dem anderen, wie sie von ihrem Vater zurückgewiesen und misshandelt wurde. Sie roch den Alkohol in seinem Atem und schrie vor Schmerz, als sie spürte, wie er sie mit der Gürtelschnalle auf die Beine und den Rücken schlug. Und etwas abseits sah sie ihre Mutter, die den Vater noch anstachelte, „es aus ihr herauszuprügeln".

Sie fragen sich vielleicht, wie es für mich war, einen derart schmerzhaften Prozess mitzuerleben. In meiner jahrzehntelangen Arbeit als Therapeut habe ich gelernt, emotionale Distanz zu wahren und dabei gleichzeitig nicht so distanziert zu sein, dass ich den empathischen Kontakt zu den Klienten verliere. Es ist ein seltsamer Balanceakt, weil ich dem Entsetzen und der Trauer eines Menschen und gleichzeitig auch dem Wunder ausgesetzt bin, vor meinen Augen einen Menschen im Prozess der Heilung zu erleben. Wenn man wirklich auf jemanden eingeht und sich um ihn sorgt, akkumuliert sich diese indirekte Exposition in der Tat auf einer tief unbewussten Ebene im System eines Therapeuten. Traumatherapeut zu sein fordert seinen Tribut und macht es erforderlich, dass man ständig auch für sich selbst sorgt.

Randis Brainspotting-Prozess war lang und mühsam. Ihre physische Misshandlung durch die Hand ihres Vaters hielt an, bis sie 15 Jahre alt war; da zog sie schließlich aus, um bei einer Tante zu wohnen. Monat für Monat führte die Verarbeitung des Traumas allmählich zu einem Rückgang ihrer physischen Schmerzen, auch wenn sie in und oft auch zwischen den Sitzungen immer wieder fast unerträgliche Höhepunkte erreichten. Wir nutzten die vielfältigen Formen von Brainspotting, einschließlich Inneres Fenster und Äußeres Fenster, Ein-Auge- und Zwei-Augen-Brainspotting, Gazespotting und z-Achsen-Brainspotting. Dies alles war notwendig, um ihr zu helfen, die körperlichen Erinnerungen loszuwerden, die sie mit sich herumtrug, sowie die Panik, die von dem Terror kam, den sie erlebte, wenn sie immerzu auf die nächsten Schläge wartete.

Nach und nach spürte sie die körperlichen Schmerzen immer weniger; das war auf allen Ebenen eine gewaltige Erleichterung für sie. Aber ihre Schmerzlinderung pendelte sich bei einem SUDS-Grad von drei ein (anfangs zehn). Die fortgesetzte Verarbeitung konnte diese „Barriere" nicht durchbrechen. Wir hatten die körperlichen Erinnerungen an die gewalttätigen Übergriffe, die in ihrem Gehirn gespeichert waren, verarbeitet, aber wir hatten den psychischen Schmerz nicht aufgearbeitet, der in ihrem Gehirn festgehalten wurde. Sie empfand den psychischen Schmerz immer noch an den gleichen Stellen, an denen der physische Schmerz durch die Schläge gewesen war.

Der übrig gebliebene psychische Schmerz war auf die grausame Zurückweisung durch ihre Mutter zurückzuführen, die bis zu Randis Geburt zurückreichte. Sie erinnern sich vielleicht, dass Randi, als ich zu Beginn der Therapie ihre Vorgeschichte aufnahm, bisweilen unbeteiligt oder gleichgültig wirkte. Dieses Abschalten erfolgte, wenn sie über ihre Mutter sprach. Randi glaubte, dass sie die Probleme mit ihrer Mutter bereits bewältigt hätte und dass es der Verrat und die Misshandlungen durch ihren Vater waren, über die sie nicht hinwegkommen konnte. In Wahrheit hatte sie die psychischen Qualen, die sie bei den hasserfüllten Tiraden ihrer Mutter erlebte, unbewusst begraben oder abgespalten. Dieser abgespaltene psychische Schmerz fand seinen Ausdruck in Randis Körper.

So begannen wir noch einmal von vorne und nutzten Brainspotting, um *die* Augenpositionen zu lokalisieren, die die abgespaltenen Erinnerungen aus den ersten fünf Jahren in Randis Leben preisgaben. Wir stützten uns weiterhin stark auf das Ressourcenmodell, um zu verhindern, dass sie sich in ihrem Schmerz verlor. Es funktionierte. In dem Zuge, wie wir weiterhin Monat für Monat Erinnerungen an Traumata verarbeiteten, wurde Randi bewusst, dass ihre physischen und psychischen Schmerzen dadurch miteinander verflochten waren, wie ihre Eltern sie beide zusammen behandelt hatten. In ihren ersten fünf Lebensjahren hatte ihr Vater sie nicht vor ihrer Mutter beschützt und in den darauffolgenden Jahren hatte ihre Mutter sie nicht nur nicht vor ihrem Vater beschützt, sondern ihn auch noch zu weiteren Schlägen provoziert.

Diese tiefere Arbeit linderte ihren Schmerz zwar, er blieb jedoch auf einem Grundniveau, wobei die Beschwerden weiterhin gelegentlich aufflammten. Von diesem anhaltenden physischen Schmerz wurde sie in den späteren Monaten ihrer Behandlung schließlich befreit, und zwar in Form von Zorn und Trauer darüber, was sie psychisch und physisch durchgemacht hatte und was sie durch ihr Leiden in ihrer Kindheit verloren hatte. Am Ende war Randi schmerzfrei, abgesehen von den üblichen Alltagsbeschwerden, die wir alle erleben.

Die Brainspotting-Arbeit war entscheidend für Randis Heilung. Eine Gesprächstherapie erreicht nur *die* Regionen des Gehirns, die Sprache benutzen, und nicht die Regionen, in denen die tiefsten Emotionen und körperlichen Erfahrungen festgehalten werden. Randis traumabasierten psychischen und physischen Schmerzen waren in ihrem Nervensystem untrennbar miteinander verflochten. Beide Manifestationen mussten *gleichzeitig* behandelt werden, wenn sie von ihren körperlichen Schmerzen und ihren psychisch bedingten Panikattacken frei werden sollte. Bei Brainspotting kann das Gehirn laserartig psychische und physische Traumata, die im Gehirn festgehalten und im Körper gespürt werden, finden, im Fokus halten, verarbeiten und lösen.

***

Brainspotting-Therapeuten wird beigebracht, den medizinischen Zustand ihrer Klienten von den zuständigen Ärzten vollständig durchchecken zu lassen. Wir behaupten nicht, dass Brainspotting das Heilmittel für physische Schmerzen oder Krankheiten sei, und wir halten mit den Ärzten von Klienten Rücksprache, wenn dies notwendig ist. Wir haben jedoch festgestellt, dass Brainspotting die Behandlung physischer Beschwerden *unterstützt,* indem es die Symptome reduziert und den Heilungsprozess fördert. Bei einer erheblichen Anzahl von Fällen hat Brainspotting nicht diagnostizierbare oder hartnäckige Symptome erfolgreich reduziert und mitunter eliminiert, etwa Schmerzen und Ermüdungserscheinungen. Als Brainspotting-Therapeuten interpretieren wir nicht. Wir wenden Brainspotting vorsichtig, aber optimistisch an, um zu sehen, was geschieht. Brainspotting arbeitet ohne Voranahmen, es ist ein phänomenologisches Modell, das von der Unschärferelation ausgeht und sich darauf stützt, dass der Therapeut sich auf seinen Klienten einstimmt und so dessen Verarbeitungsprozess verfolgt.

***

Kopfverletzungen sind ein weiterer Bereich, in dem ich Brainspotting mit interessanten Ergebnissen angewendet habe, insbesondere in Fällen, in denen die Traumata mit einem Bewusstseinsverlust einhergingen, was bei Autounfällen und vergleichbaren Situationen häufig geschieht.

Ich habe gehört, dass Experten sagten: „Bei Ihnen wird die Erinnerung nie mehr zurückkommen, und für Sie ist das auch besser so." Das stimmt nicht unbedingt, und das wird auch nicht unbedingt so sein. Es gibt zwei Arten von Amnesie: physisch bedingte und psychisch bedingte Amnesie. Die Letztere wird als Dissoziation bezeichnet. Ein Autounfall mit einer Kopfverletzung ist zum Beispiel sowohl ein physisches Trauma als auch psychisches Trauma für das Gehirn. So kann der daraus folgende Gedächtnisverlust sowohl physisch als auch psychisch bedingt sein, er kann sowohl von dem physischen wie von dem psychischen Trauma herrühren.

Dass Gedächtnisverlust seine Wurzeln sowohl in physischen wie auch in psychischen Traumata haben kann, entdeckte ich, als ich Brainspotting bei Klienten einsetzte, die Kopfverletzungen bei Autounfällen erlitten hatten; ich behandelte diese Klienten so, wie ich Klienten mit PTBS behandele. Zuerst frage ich den Klienten: „Was war der erste Moment, in dem Sie wussten, dass etwas Schlimmes geschehen würde?" Als Antwort bekam ich in der Regel etwas zu hören wie dieses: „Ich sah, wie der Wagen über die Mittellinie herüberkam, und wusste, dass ich ihm nicht ausweichen konnte." Bei Gedächtnisverlust aufgrund von Bewusstlosigkeit frage ich, was das Letzte war, woran der Betreffende sich erinnert, bevor er sein Gedächtnis verlor, und was das Erste war, woran er sich erinnert, als er wieder zu Bewusstsein kam.

Dann finden wir einen Brainspot, der dem Beginn des Autounfalls oder dem Moment entspricht, in dem der Betreffende bewusstlos wurde. Wir erfassen den SUDS-Grad und lokalisieren, wo im Körper die Aktivierung zu finden ist. Dann beginnen wir mit der Verarbeitung.

Es ist faszinierend zu beobachten, wie der Klient die Erfahrung in der Regel wie jedes andere, nicht unfallbedingte Trauma verarbeitet. Bei der Verarbeitung geht der Klient das Ereignis der Reihe nach durch, vom Anfang bis zum Ende, mit Bildern, Geräuschen, Emotionen und körperlichen Erfahrungen. Dann leite ich ihn an, zum Anfang zurückzugehen und noch einmal von vorne zu beginnen. Oft ist der SUDS-Grad zurückgegangen, das Trauma beginnt abzuklingen und in die Vergangenheit beginnt zu entschwinden.

Einige der Symptome der Gehirnverletzung sind möglicherweise reduziert und ein Teil der Amnesie ist vielleicht behoben worden. Sehr oft haben Klienten Dinge gesagt wie: „In bin in der Ambulanz für einige Minuten wieder zu Bewusstsein gekommen und ich erinnere mich erst jetzt daran." Es ist nichts Ungewöhnliches, dass jemand seine Erfahrung mit seinem eigenen Erinnerungsvermögen anzweifelt und sagt: „Das kann gar nicht gewesen sein. Ich muss mir das ausgedacht haben." Es sind die gleichen Zweifel, die ich von vielen Überlebenden psychischer Traumata gehört habe, wenn sich der Schleier der Dissoziation vor ihren Augen lüftete.

Brainspotting-Therapeuten wissen natürlich, dass das menschliche Gedächtnis unzuverlässig sein kann, sodass Ereignisse verifiziert werden müssen, bevor sie als Tatsachen akzeptiert werden können. In Gesprächen mit der Familie und mit Freunden konnten Klienten die Details von Ereignissen und Gesprächen, die der Klient bei der Brainspotting-Verarbeitung hervorgeholt hatte, bestätigt bekommen. In einigen wenigen Fällen sind Klienten in der Lage gewesen, sich wieder an alles zu erinnern, was aufgrund einer Kopfverletzung als verlorene Erinnerung angesehen worden war. Klienten erleben diese Wiedergewinnung des Erinnerungsvermögens als Integration, im Unterschied zu dem Fall, dass sie *gezwungen* werden, sich an etwas zu erinnern, was sie besser vergessen sollten. In diesen Fällen sind die psychischen und physischen Traumata, wie bei Randi, im Nervensystem eng miteinander verwoben, sodass die Heilung des *psychischen* Traumas auch hilft, das *physische* Trauma zu heilen.

Ich habe mit vielen Armeeangehörigen gearbeitet, die aus dem Irak und aus Afghanistan zurückgekommen waren und bei denen PTBS oder eine leichte bis mittlere traumatische Gehirnverletzung (TBI) bzw. ein leichtes bis mittleres Schädel-Hirn-Trauma (SHT) oder beides diagnostiziert worden war. Ihnen dabei zuzusehen, wie sie Teile von sich „nach Hause" bringen, die sie – in der Kampfzone erstarrt – zurückgelassen hatten, das ist, als würde man zusehen, wie sich ein Wunder entfaltet. Und es erscheint wie ein noch größeres Wunder, zu sehen, wie Blackouts und andere Symptome einer Gehirnverletzung langsam heilen.

Brainspotting spielt zusammen mit anderen gleichgerichteten Methoden eine wichtige Rolle bei der Gehirn-Körper-Arbeit. Auch wenn wir noch nicht genau verstehen, wie diese gehirnbasierten Methoden funktionieren, habe ich das Gefühl, dass wir uns neuen Aussichten auf Heilung nähern, und zwar dadurch, das wir in der Lage sind, präzise Zugang zum Gehirn zu erhalten und es fokussiert zu halten, während es sich und den Körper heilt.

Kapitel 11

Brainspotting und sportliche Leistungsfähigkeit

Geplatzte Träume wahr werden lassen

Seit ich fünf oder sechs Jahre alt war, bin ich Sportler und Sportfan. Als Gesprächstherapeut habe ich gelegentlich mit Klienten an sportlichen Problemen gearbeitet. Ich war jedoch nicht in der Lage, eine Verbindung zwischen meinem „Sportler-Selbst" und meinem „Therapeuten-Selbst" herzustellen.

Das änderte sich, als ich bei meiner anfänglichen Beschäftigung mit EMDR erfuhr, dass EMDR bei Leistungsproblemen angewendet wurde, insbesondere im Sport. Bei der ersten EMDR-Konferenz, an der ich 1994 teilnahm, meldete ich mich für einen Workshop über EMDR und Leistungsprobleme an und war sehr gespannt. Ich wartete während des ganzen Seminars auf die erhellenden Informationen von den beiden Sportpsychologie-Experten, die das Seminar durchführten. Aber ich wurde enttäuscht, weil das, was vorgetragen wurde, im Wesentlichen das Standard-EMDR war, ohne nennenswerte besondere oder innovative Ansätze für die Anwendung bei sportlichen Leistungen.

Später erfuhr ich, dass es sich bei den Vortragenden um kognitive Verhaltenstherapeuten handelte, die nicht auf den tiefenpsychologischen Ansatz eingestellt waren, den ich in meiner psychoanalytischen Zeit studiert hatte. Die Vortragenden sagten auch nachdrücklich, dass sie, wenn bei ihren „Leistungs"-Klienten „psychische

Probleme aufkamen“, sie diese dann an einen anderen EMDR-Therapeuten zur „persönlichen“ Arbeit überwiesen. Und nachdem die persönlichen Probleme gelöst waren, wurde die Arbeit an der Leistungsfähigkeit wieder aufgenommen. Mit anderen Worten, die Vortragenden trennten Leistungsprobleme von persönlichen Problemen.

Auch wenn sowohl EMDR als auch die Arbeit an Leistungsproblemen neu für mich waren, schien mir diese Trennung keinen Sinn zu haben. Selbst damals wusste ich bereits, dass Leistungsängste persönliche Ängste waren, die beim Thema Leistung zum Ausdruck kamen. Ich wusste auch, dass Leistungsblockaden persönliche Blockaden dissoziativer Natur waren. Eine Dissoziation entsteht aus einem Trauma, somit mussten Leistungsblockaden auch auf ein Trauma zurückzuführen sein.

Als ich bei Klienten, die sportliche Leistungsblockaden und Leistungsängste hatten, mit EMDR zu arbeiten begann, war ich nicht überrascht, dass dabei tiefere traumatische Erfahrungen zutage traten. Viele dieser Traumata traten bei sportlichen Wettbewerben dieser Klienten oder auch beim Training und der Vorbereitung auf Wettkämpfe auf. Später prägte ich den Begriff „Sporttraumabedingte Belastungsstörung“ *(Sports Trauma Stress Disorder (STSD)* für Sportler, um diese Erfahrungen zu bezeichnen. Viele der Traumata gingen auf frühe Lebensjahre zurück und dabei handelte es sich um die gleiche Art von Traumata, die ich bei meinen übrigen Klienten erlebte.

Bei diesen frühen Traumata ging es oft um das, was in der Psychologie als „Bindungsprobleme“ bezeichnet wird. Dieser Begriff bezieht sich auf Störungen unserer frühen Bindungen zu unserer Mutter oder anderen Bezugspersonen. Zu diesen Störungen kommt es, bevor wir sprechen lernen und denken können, und deshalb können wir sie weder zum Ausdruck bringen noch verstehen, sondern nur fühlen. Für mich war es absolut offensichtlich, dass Leistung im Leistungserbringer (*Performer*) begründet liegt, und dieser Erbringer ist eine Person. Nimmt man die Person aus der Leistung heraus, bleibt nicht viel übrig, und jede leistungsbezogene therapeutische Arbeit, die man leistet, wird von ihrem Umfang, ihrer Dauer oder ihrer Wirkung her begrenzt sein.

Ich hatte bei Sportlern gute Erfolge, wenn ich EMDR nutzte, um auf Probleme im Zusammenhang mit Sporttraumata einzugehen. Mein Übergang zu Brainspotting half mir, nicht nur in meiner allgemeinen therapeutischen Praxis, sondern auch bei Klienten mit Leistungsproblemen fokussierter und erfolgreicher zu sein. Bei meiner weiteren Brainspotting-Arbeit mit Sportlern machte ich einige Entdeckungen, die mich verblüfften.

***

Ich arbeitete mit Phil, *Catcher* in einem Baseball-Team am College, an seinen Wurfproblemen. Er hatte keine Probleme, einen *Runner*, der einen *Steal*-Versuch machte und versuchte, sein *Base* zu verlassen, auszuwerfen oder (schnelle) Bang-Bang-Spiele zu machen. Diese Bewegungen beruhten alle auf Reflexen und waren kein Problem für ihn. Seine Schwierigkeit lag in dem Routineablauf, den Ball nach jedem geschlagenen Ball zum *Pitcher* zurückzuwerfen. An diesem Punkt hatte er Zeit, „darüber nachzudenken, was er tat".

Dieser Funktionsverlust ist eine sehr irritierende Belastung für einen Sportler. Ein Golfspieler, der aus 1,20 m Entfernung oder weniger einen Ball nicht einlochen kann, erlebt etwas Ähnliches. Hier ist von „Yips" die Rede (plötzliche unwillkürliche Muskelzuckungen); Sportler sprechen auch vom „Biest", „der Sache" oder einfach von „es". Aus Furcht, dass Yips ansteckend sei, wird unter Sportlern oder Trainern nicht darüber gesprochen. Entsprechend glauben Sportler, Yips sei eine seltene Erscheinung, während es in Wahrheit in allen Sportarten auf der ganzen Welt außergewöhnlich weitverbreitet ist. Sportler, die Yips haben, leiden in Isolation, einer selbst auferlegten oder subtil von Teamkameraden und Trainerstab auferlegten Isolation.

Phils Nöte beim Werfen brachen zu Beginn der Frühjahrssaison in seinem ersten Semester aus. Ein *Foul Tip* erwischte Phil direkt am Rand seines rechten Schulterpolsters. Sein Arm fiel herunter, taub bis in die Fingerspitzen, die pulsierten. Zwei *Innings* später ging Phils Rückwurf nach einem *Pitch* über den Kopf des *Pitchers* hinweg. Glücklicherweise war niemand auf *Base* und alle, einschließlich Phil, lachten darüber. Phil hörte jedoch auf zu lachen, als er den nächsten Rückwurf anderthalb Meter vor der *Homeplate* vermasselte. Beim nachfolgenden Rückwurf umklammerte Phils Hand den Ball in einem „Todesgriff" und sein Arm blockierte. Phil starrte tatsächlich auf den Ball in seiner Hand und hatte dabei das Gefühl, als würde er einen Fremdkörper betrachten. Er erstarrte im wahrsten Sinne des Wortes und musste aus dem Spiel genommen werden.

Die Trainer sprachen von einer Verletzung, aber einer der Trainer hatte Yips früher in seiner Karriere erlebt und erkannte ihn bei Phil wieder. Der Trainer arbeitete mit Phil an seinen Wurftechniken und sie erreichten nach und nach Verbesserungen. Aber Phil war nie mehr der gleiche begnadete *Catcher* und jedes Mal, wenn er hinter die *Plate* ging, spürte er, wie Angst in ihm aufstieg.

Phil ging zu einem Sportpsychologen, der bei Yips eine Heilungsrate von 100 Prozent für sich in Anspruch nahm. Der Psychologe nutzte die traditionelle Kombination aus Visualisierung, Entspannungsübungen, kognitiv-verhaltenstherapeutischem Ansatz (um an der „mentalen Stärke" zu arbeiten) und Hypnose. Phil erzielte eine leichte Verbesserung, die jedoch schnell wieder verloren ging. Der Psychologe gab ihm „Hausaufgaben" mit, die Phil pflichtbewusst erledigte. Frustriert über seine mangelnden Fortschritte beschuldigte der Psychologe ihn, „nicht zu arbeiten und das Programm nicht zu erledigen". (Ich vermute mal, dass der Sportpsychologe auf diese Art seine Heilungsrate von 100 Prozent erreichte: Er entließ jeden Klienten, der nicht geheilt wurde.) Phil ging zu keiner weiteren Sitzung und war noch mehr frustriert und entmutigt. Er überlegte, das Baseballspielen aufzugeben, das er so sehr liebte und in dem er so talentiert war.

Von einem Freund der Familie wurde Phil an mich verwiesen. Zu diesem Zeitpunkt hatte er bereits den Punkt erreicht, an dem er bezweifelte, dass irgendetwas ihm helfen könne.

In unserer ersten Sitzung nahm ich kurz seine Krankengeschichte auf und versuchte dann, mit etwas Brainspotting anzufangen, um zu sehen, wie er reagieren würde. Ich leitete Phil an, sich an den ersten Moment zu erinnern, in dem sein Yips aufkam. Drei Bilder kamen ihm in den Sinn: Das erste war der Ball, der über den Kopf des *Pitchers* hinwegflog; das zweite war, wie er den Ball vereitelte; und das dritte war, wie er aus dem Spiel geholt wurde. Interessant war – aber nicht ungewöhnlich –, dass er kein Bild vor Augen hatte, wie er vom Ball an der Schulter getroffen wurde.

Wir begannen mit dem ersten Bild. Phils SUDS-Grad lag bei acht und er spürte die Belastung in seiner Wurfschulter – was nicht überraschte. Wir fanden einen Inneren-Fenster-Brainspot und Phil begann mit der Verarbeitung. Dabei sprang er sofort zu dem Moment zurück, an dem er durch den *Foul Tip* an der Schulter getroffen worden war. Was dann folgte, überraschte mich. Bei seiner Verarbeitung sprang er von einer Sportverletzung zur anderen. Die erste war eine Schulterverletzung, die ihn erwischte, als er 15 war. Die nächste war eine gebrochene Hand im Alter von 13, gefolgt von einer Ellenbogenverrenkung im selben Jahr. Die schlimmste Verletzung war, als er beim Spiel so getroffen wurde, dass er bewusstlos wurde und durch einen Zusammenstoß an der *Homeplate* eine schwere Gehirnerschütterung erlitt (mit 17).

Mir wurde plötzlich klar, dass Sportverletzungen ganz erhebliche Sporttraumata sind. Diese Sporttraumata sammeln sich mit der Zeit an, um dann in einem kritischen Augenblick zutage zu treten und manchmal regelrecht hervorzubrechen, in einem Augenblick, der weder vorhergesehen noch verstanden wird. Rückblickend musste ich diese Verbindung intuitiv verstanden haben, wegen all der Sportverletzungen, die ich als Jugendlicher erlebt hatte.

Meine Freunde und ich, wir spielten damals jedoch keine organisierten Sportarten, wie es bei den meisten Kindern heute der Fall ist.

Wir spielten irgendetwas, das wir bei anderen aufgeschnappt und abgeschaut hatten, und organisierten es auf unsere Art. Wir entschieden spontan, ob wir Baseball, Basketball oder Football spielten, und dann wählten wir die Seiten. Manchmal organisierten wir, dass wir gegen eine andere Gruppe von Kindern aus der Nachbarschaft spielten oder gegen Kinder aus anderen Vierteln. Das war Queens (New York) in den 1960er-Jahren. Alles war spontan und schien fast immer zu funktionieren. Auch ohne offizielle Kleinstliga-Mannschaften war es ein harter Wettbewerb und es wurde rau und mit vollem Körpereinsatz gespielt.

Es war nichts Außergewöhnliches, wenn jemand verletzt wurde, und ich machte dabei keine Ausnahme. Wir schüttelten das für gewöhnlich ab und spielten trotz Schmerzen weiter. Manchmal ging jemand regelrecht zu Boden und musste vom Spielfeld getragen und sogar nach Hause gebracht werden. Dass ein Spiel für jemanden im Krankenhaus endete, passierte selten, aber es kam durchaus vor. Ich glaube, ich habe eine ganze Reihe von Gehirnerschütterungen davon getragen, und ich erinnere mich noch sehr genau, wie ich eine schwere Augenverletzung erlitt, als ich auf dem Basketballfeld einen abbekam. Bei einem Basketballspiel brach ich mir auch einen Fuß, spielte aber weiter, humpelnd, bis das Spiel vorbei war. Sportverletzungen werden beim Sport als etwas Normales hingenommen, selbst wenn es Kinder sind, die spielen.

Bei der Behandlung anderer Sportler nach meiner Arbeit mit Phil beobachtete ich wiederholt, wie tiefgreifend Sportverletzungen waren, kumulative Sporttraumata, die direkt oder indirekt die Leistungsfähigkeit des Sportlers beeinträchtigen. Ich hatte in der Literatur über Sportpsychologie oder Leistung noch nie etwas über dieses Phänomen gelesen. Bei der näheren Beschäftigung mit Sportverletzungen als Sporttraumata gelangte ich zu einer Schlussfolgerung, warum Sportler dadurch so stark in Mitleidenschaft gezogen werden. Eine physische Verletzung ist ein Trauma im Nervensystem, das an der verletzten Stelle gespürt und im Gehirn gespeichert wird. Aber eine physische Verletzung, insbesondere beim Sport, ist auch eine *psychische* Verletzung im Nervensystem. Die Simultanität des physischen und psychischen Traumas führt dazu, dass sie *zusammen* verzeichnet und gespeichert werden und so in Gehirn und Körper miteinander verwoben und gemeinsam fixiert werden. Auf einer bestimmten Ebene werden, so nehme ich an, das physische und das psychische Trauma unentwirrbar miteinander verknüpft, insbesondere, wenn sich mit der Zeit mehr Traumata ansammeln.

In diesem Sinne ist das Nervensystem des Sportlers wie ein Minenfeld, auf dem sich eine stetig wachsende Anzahl von Landminen befindet, die nur darauf warten, dass man darauftritt. Brainspotting ist mit seiner laserartigen Nutzung des Gesichtsfeldes, in dem es Traumata erkundet und lokalisiert, die in Gehirn und Körper festgehalten werden, ein wirksames Instrument dafür, diese Minen sowohl zu lokalisieren als auch zu entschärfen. Das ist jedoch selten ein schneller, einfacher Prozess für Sportler und Phil machte da keine Ausnahme.

Sitzung für Sitzung arbeiteten Phil und ich an seinen Traumata durch Sportverletzungen. Es schien einen nicht enden wollenden Vorrat an „Landminen" in seinem Gehirn und Körper zu geben. Im Laufe einer viermonatigen Behandlung gewann Phil nach und nach seine Fähigkeit zurück, den Ball ganz natürlich zum *Pitcher* zurückzuwerfen. Seine Behandlung war jedoch nicht abgeschlossen, solange er nicht auf zwei weitere Lebenstraumata eingegangen war.

Als er zwei Jahre alt war, hatte seine Mutter bei seiner Schwester Sara eine komplizierte Geburt. Sie wurde für drei Wochen ins Krankenhaus eingeliefert, und so, wie er das damals *verstanden* hatte, war seine Mutter *für immer* weg. Mit Saras Ankunft in der Familie stellte sich bei ihm außerdem das Gefühl ein, ins zweite Glied abgeschoben worden zu sein, selbst als seine Mutter wieder zurückkam. Das zweite persönliche Trauma, das Phil erlitt, war der Tod seiner Großmutter, als er sechs war. Er hatte ihr sehr nahe gestanden; sie hatte sich um ihn gekümmert, als seine Mutter nach Saras Geburt weg war. Nachdem diese Traumata durch eine Kombination aus Innerem

Fenster und z-Achse sowie Gazespotting geklärt und ausgeräumt waren, war Phil in der Lage, frei und ohne Ängste zu werfen.

Einige Jahre nach der Arbeit mit Phil hatte ich Gelegenheit, mit dem ehemaligen *Catcher* der *New York Mets*, Mackey Sasser, zu arbeiten. Meine Arbeit mit ihm habe ich in meinem zusammen mit Alan Goldberg verfassten Buch *This Is Your Brain on Sports* beschrieben. Mackeys aktive Karriere wurde durch den berühmtesten Fall von Yips beim Zurückwerfen zum *Pitcher* beendet. Diese Wurfhemmung ist in der Baseballwelt als Sasser-Syndrom oder Mackey-Sasseritis bekannt.

Meine Arbeit mit Phil und anderen *Catchern* war für mich eine gute Vorbereitung für die Behandlung von Mackey, der eine unglaubliche Serie von Traumata durch Sportverletzungen hatte, angefangen von der Kindheit bis zum Ende seiner langen aktiven Baseball-Karriere. In seiner Kindheit und Jugend hatte er auch erhebliche persönliche Traumata erlebt. Wir brauchten nur drei längere Brainspotting-Sitzungen – und Mackey konnte beim Schlagtraining mit dem College-Team, das er trainierte, wieder frei werfen. Mackey sagte, Brainspotting habe ihm ein zentnerschweres Gewicht von seinem Rücken genommen.

***

Nicht jeder Sportler hat Leistungsblockaden von der Größenordnung wie Phil und Mackey. Aber alle Sportler machen eine längere Phase durch, die von Leistungsabfall und Verlust des Selbstvertrauens geprägt ist. Alle Sportler erleben Situationen des Versagens und der Demütigung, die als solche schon traumatisch sind. Wenn Sportler sich im Gespräch wirklich öffnen, sprechen sie über die Unsicherheiten, die sie immer wieder mit sich herumtragen. Bei einem Tief wird ihre Unsicherheit nur noch schlimmer.

Ich habe mit Sportlern aus zahlreichen Sportarten gearbeitet und ihnen geholfen, dass ihre Leistungstiefs kürzer und nicht ganz so tief wurden. Beim Brainspotting geht der Sportler auf ganz natürliche Weise zu seinem tiefen Gehirn zurück und wendet sich von dem negativen Gerede in seinem bewussten, denkenden Gehirn ab. Das Ressourcenmodell ist von unschätzbarem Wert, da es Sportlern hilft, ihren Körper wieder zu erden und sich entspannter zu fühlen, wenn sie Leistung bringen müssen. In unserer Sitzung identifizieren wir den Ressourcen-Brainspot, an dem der Sportler sich ruhig und geerdet fühlt. Ich leite ihn an, den Spot zwischen den Sitzungen zu nutzen, und zwar nicht nur, wenn er mit bestimmten Situationen zu kämpfen hat, sondern auch, wenn er sich gut fühlt.

Je mehr der Sportler mit dem Spot arbeitet, desto geerdeter wird er dadurch. Es ist nicht ungewöhnlich, dass Sportler, die ich behandelt habe, ein paar Sekunden unmittelbar vor dem Wettkampf auf diesen Spot schauen. Alle Sportler halten nach jedem Strohhalm Ausschau, den sie finden können und der ihnen hilft, und dieses „Selbst-Spotting" bietet ihnen einen solchen Strohhalm.

Dies führt zu einer weiteren Anwendung von Brainspotting im Sport, die ich als *Expansion Model* bezeichne [zu Deutsch: „Erweiterungsmodell" oder Modell zur Leistungssteigerung] und die Sportlern helfen kann, ihre Leistung auszubauen und zu steigern. Ich bevorzuge den Begriff „Leistungserweiterung" gegenüber „Spitzenleistung", da „Spitze" impliziert, dass der Leistungssteigerung Grenzen gesetzt seien. Das Erweiterungsmodell gilt für alle Arten von Leistung und ebenso für Kreativität wie auch für Selbstverwirklichung oder Selbstentfaltung.

Brainspotting ist nicht nur ein Weg, um emotionale Wunden verschwinden zu lassen und zu heilen, und ein Brainspot bietet nicht nur Zugang zu einer Stelle, an der etwas *Negatives* im System eines Menschen festgehalten wird. Es gibt Brainspots buchstäblich für alles, beispielsweise für Selbstvertrauen, Wachstum, Einsicht und Selbstliebe. Einige meiner spirituell orientierten Klienten haben einen „Gebets-Spot" und sogar einen „Gott-Spot" gefunden. Ein Brainspot ist einfach ein Zugang oder ein Portal zu der tieferen Neurobiologie und dem tieferen Körper. Jeder Mensch besitzt vielleicht sogar eine unendliche Zahl an Punkten in seinem Gesichtsfeld, die mit der unermesslichen Weite seiner inneren Erfahrungen korrelieren.

Beim Sport gibt es zweierlei Anwendungen des Erweiterungsmodells von Brainspotting. Die erste bietet sich an, wenn die Sporttraumata eines Sportlers ausgeräumt sind und er so weit ist, dass er in einem positiven Modus weiterarbeiten kann. Der Körper ist wie immer der Weg, über den wir Zugang zu einer Erfahrung haben, sei sie negativ oder positiv. Ich leite Sportler gerne an, ihr Bewusstsein demjenigen Bereich ihres Körpers zuzuwenden, der die negative Aktivierung in den Sitzungen am stärksten festgehalten hat. Wenn bei einem Sportler Traumata wirklich gelöst worden sind, dann fühlt sich dieser Bereich des Körpers (oft die Brust, der Magen, die Kehle, der Kopf oder der Rücken) entweder neutral oder positiv an. Die ganze heilende Brainspotting-Arbeit, die wir bis zu diesem Punkt geleistet haben, hat dann diesen Bereich der körperlichen Verwundbarkeit in eine Körperressource verwandelt.

Nachdem sie eine Schwäche in eine Stärke verwandelt haben, fühlen Sportler sich sehr stark und widerstandsfähig. Dann finden wir den Brainspot, der zu dieser neu geschaffenen Körperressource passt, und verarbeiten von dort aus weiter. Oft beobachte ich, dass Sportler nach vorne schauen und positive Leistungen antizipieren. Manchmal kehrt ihr Gehirn zu Situationen in der Vergangenheit zurück, in denen sie gescheitert sind, und schreibt das Drehbuch spontan positiv um. Dieser natürliche Korrekturprozess ist ein weiteres bemerkenswertes Beispiel, wie das Gehirn sich selbst heilt.

Die zweite Anwendung von Brainspotting bei Leistungserweiterung ist für Sportler gedacht, die nicht mit irgendetwas zu kämpfen haben, sondern nur ihre Leistung verbessern möchten. Bei Brainspotting geht es nicht nur darum, Blockaden zu beseitigen und Ängste zu lindern, es ist ebenso gut anwendbar für Wachstum und zur Weiterentwicklung der Widerstandsfähigkeit. Ein Baseballspieler, der .280 schlägt, kann versuchen, seinen *Batting Average* auf .300 zu verbessern. Ein Golfspieler mit einem Handicap von acht kann versuchen, es auf sechs zu verbessern. Ein 1500-Meter-Läufer kann versuchen, einige Sekunden herauszuholen. Ich bin überzeugt: Je größer die Leistung eines Sportlers (oder eines anderen Leistungserbringers), desto höher sein Potenzial nach oben.

Wenn Sie mit den Größen in irgendeiner Sportart reden, werden sie Ihnen sehr genau ihre Defizitbereiche schildern. Sie müssen bedenken, dass alle Sportler die nervliche Belastung zahlloser akkumulierter Sporttraumata mit sich herumtragen. Diejenigen, die in einem Sport die besten Leistungen bringen, verfügen über eine geniale Anpassungsfähigkeit auf höchstem Niveau. Löst man die Traumata dieser Top-Athleten, haben sie das Potenzial, *neue* Höhen zu erklimmen. Ständig werden in jedem Sport Rekorde gebrochen, selbst solche, von denen angenommen wurde, sie seien nicht zu brechen.

Wenn ich Brainspotting zur Leistungserweiterung bei Sportlern nutze, die einfach zu mir kommen, um ihre Leistung zu verbessern, beginne ich damit, dass ich ihre Stärken identifiziere und dafür dann Brainspots suche. Das Erweiterungsmodell ist wie eine aufgeladene Version des Ressourcenmodells; wir suchen die Stelle, an der die Sportler ihr Können und ihre Begabung in ihrem Körper fühlen, und suchen dazu dann einen Brainspot, der genau dazu passt. Die Verarbeitung, die sich aus dieser Erweiterungsarbeit ergibt, ist spannend und mitunter atemberaubend. Manchmal tritt eine Hemmung zutage und wird dann verarbeitet. Wenn der Sportler es nach dieser positiven Verarbeitung möchte, können wir gezielt daran arbeiten, Sporttraumata (für gewöhnlich Sportverletzungen) zu identifizieren und zu lösen. Nachdem dies erreicht ist, gehen wir wieder zu dem positiven Brainspot und der positiven Körpererfahrung zurück; dort setzen wir dann in der Regel an, um an der Erweiterung zu arbeiten.

***

Sport erfordert Anmut, Agilität und Erfindungsreichtum, die alle am stärksten durch körperliche Bewegung zum Ausdruck kommen. Große Sportler werden oft auch als Schöpfer, Neuerer, Innovatoren bezeichnet, da sie ständig neue, unerwartete Dinge schaffen. Wenn die zahllosen Blockaden beseitigt sind, sind sie umso erfinderischer.

Das Gleiche gilt für Künstler, insbesondere für jene in den darstellenden Künsten. Im nächsten Kapitel geht es darum, wie Brainspotting Blockaden des kreativen Ausdrucks von Künstlern identifizieren und beseitigen kann.

Kapitel 12

Brainspotting und Kreativität

Keine Heilung ohne Kreativität und keine Kreativität ohne Heilung

Der Heilungsprozess bei Brainspotting ist sehr kreativ – und Brainspotting kann auch Kreativität bei Künstlern freisetzen und erweitern. Ich habe einmal das Motto geprägt: „Es gibt keine Heilung ohne Kreativität und es gibt keine Kreativität ohne Heilung."

Als therapeutischer Prozess ist Brainspotting nicht an einen bestimmten Ablauf gebunden; es gibt keine Schritte oder Verfahrensweisen, die einzuhalten sind. Alles Vorherbestimmte unterbricht und stört die intuitive Einstimmung des Therapeuten auf den Klienten und wirkt sich negativ auf den kreativen Heilungsprozess des Klienten aus. Brainspotting arbeitet gleichzeitig mit der rechten und der linken Gehirnhälfte, sodass sowohl die künstlerische als auch die wissenschaftliche Natur des Gehirns widergespiegelt und integriert wird. Brainspotting weist insofern Parallelen zur Kunst auf, als es auch Form und Struktur, Werkzeuge und Technik einbezieht, insbesondere beim offenen Verfolgen der Verarbeitung des Klienten innerhalb des Dual-Attunement-Rahmens.

Überleben, Widerstandsfähigkeit und Genesung – sie alle erfordern und offenbaren unsere Kreativität. Brainspotting hat Zugang zum Genie des tieferen Gehirns. Beim Brainspotting-Heilungsprozess erlebe ich immer wieder, wie intuitiv, erfinderisch und intelligent alle Menschen in Wirklichkeit sind. Der Verarbeitungsprozess, den ich bei Klienten beobachte, nachdem sie sich bei einem Brainspot in einen Zustand fokussierter Aktivierung versetzt haben, ist tief, schnell und unvorhersehbar. Ich *warte* immer auf die Überraschung und ich werde selten enttäuscht. Szenen von verschiedenen Lebensereignissen tauchen als schnell wechselnde Bilder auf, nur um sich in einen Wirbel von Emotionen und fließenden körperlichen Empfindungen zu verwandeln. Plötzlich kommen dem Klienten Fragen in den Sinn, auf die dann schlüssige Antworten folgen, die wie aus dem Nichts zu kommen scheinen. Oder vielmehr *scheinen* sie nur aus dem Nichts zu kommen, denn die Antworten kommen tatsächlich aus den tieferen, kreativen Nischen des Gehirns, die dem Bewusstsein für gewöhnlich nicht zugänglich sind. Als Reaktion auf die Verarbeitung fällt der SUDS-Grad des Klienten dann unaufhörlich Richtung null, mit gelegentlichen erneuten Ausschlägen nach oben, wenn neues Material auftaucht. Dieser Prozess entspricht dem *kreativen Prozess*, bei dem der Künstler Ideen fließen lässt und den Fluss der Ideen beobachtet, die aus seinem tieferen Selbst auftauchen.

Ich habe mit Hunderten Künstlern aus zahlreichen Disziplinen gearbeitet, darunter Schauspieler, Sänger, Tänzer, Komponisten, Schriftsteller und Maler, Zeichner und Bildhauer. Ich habe Brainspotting genutzt, um ihnen bei ihren persönlichen wie auch bei ihren schöpferischen Problemen zu helfen. Ich habe Brainspotting auch als eine speziell zum Coachen von Schauspielern geeignete Methode entwickelt. Bei der Nutzung von Brainspotting für die kreative Weiterentwicklung von Künstlern oder für ihr Coaching in der jeweiligen Kunstform habe ich beobachtet, dass gleichzeitig mit der kreativen Öffnung und Vertiefung eine Heilung stattfindet. Ich bin tatsächlich zu der Überzeugung gelangt, dass Heilung die Basis jeder kreativen Weiterentwicklung oder Verbesserung ist. Mit anderen Worten: „Es gibt keine Heilung ohne Kreativität und es gibt keine Kreativität ohne Heilung."

Viele Künstler – angefangen von Schauspielern bis hin zu Malern und Schriftstellern – glauben, dass sie, wenn sie von ihren Traumata geheilt werden, ihre Kreativität verlieren. Das ist eine falsche und abergläubische Vorstellung. Die Wahrheit ist, dass ein *Trauma* keine Kreativität hervorbringt, es *hemmt* Kreativität. Ein Trauma *gewährt* keinen Zugang zu Erfahrungen, es *blockiert* Erfahrungen, und zwar mit reflexartigen Barrieren der Dissoziation. Künstler können aus einem Trauma kreativ schöpfen, ihr kreativer Prozess hat jedoch nur zu einer *schmalen* Bandbreite der Verwundung Zugang: Eine Leinwand kann mit wilden schwarzen und roten Pinselstrichen bedeckt werden und ein Schauspieler kann eine gequälte Seele darstellen. Wenn aber *Brainspotting* die Wunden der Künstler heilt, erweitert sich ihr Kreativitätsspektrum erheblich. Der Maler kann alle Farben auf der Palette nutzen und der Schauspieler kann selbst beim gequältesten Charakter kleine Nuancen und Hoffnung mit einfließen lassen. Ein Trauma kapselt die Kunst (im wahrsten Sinne des Wortes im Gehirn) ein, während Brainspotting Kreativität freisetzt und ihr exponentiell steigende Möglichkeiten eröffnet.

Manche Menschen glauben irrtümlicherweise, Brainspots würden nur Traumata im Gehirn lokalisieren. In Wirklichkeit gibt es in unserem Gesichtsfeld zahllose Punkte, die Zugang zu allen Aspekten von uns haben. Brainspots sind Zugangspunkte zu Kreativität wie auch zu Verwundungen. Darüber hinaus gibt es eine Vielzahl von Kreativitäts-Brainspots. Ein Schauspieler, der auch singt, hat wahrscheinlich *verschiedene* Brainspots, um Zugang zu seinen Fähigkeiten als Sänger und Schauspieler zu erhalten. Ein Komponist kann Worte und Musik für denselben Song mithilfe *verschiedener* Brainspots finden. Ein Schriftsteller, der von einer Komödie zum Drama wechselt, wird oft seine kreativen Brainspots wechseln müssen. Ein Künstler ist vielfach in vielen verschiedenen Kreativitätsbereichen begabt und hat somit Zugang zu einer Vielzahl von Brainspots, von denen er profitieren kann.

***

Zum Beispiel: Sören

Sören war Mitte 30, als er zum ersten Mal zu mir kam. Er war mit 22 Jahren aus Dänemark in die Vereinigten Staaten ausgewandert. Er kam zu mir, weil er Hilfe suchte, um die Blockade seiner Kreativität zu lösen und seine tiefen Gefühle der Unzulänglichkeit zu überwinden. Während er seine Geschichte vor mir ausrollte, offenbarte er mir seine Talente nach und nach, eines nach dem anderen. Zu Beginn der Behandlung arbeitete er als Vortänzer am Broadway. Er konnte nicht anders, als anmutig aufzutreten, es war einfach seine Natur. Dann teilte er mir mit, dass er auch Ambitionen als Schauspieler habe. Als Nächstes offenbarte er mir seine Fähigkeiten als Sänger. Dann erzählte er, dass er ein Musical komponiert habe. Dazu ließ er mich außerdem wissen, dass er die Texte für das Musical ebenfalls geschrieben habe.

Meine Arbeit mit Sören ging mit der Zeit vom Brainspotting zur Verarbeitung von Traumata über zur Arbeit an der Erweiterung seiner Kreativität. Sören war eines von vier Geschwistern. Seine Mutter war ein Hausdrachen, sein Vater hatte wenig zu sagen und wurde oft von ihr heruntergeputzt. Sie übertrug diese Feindseligkeit auf *alle* Männer. Soweit Sören sagen konnte, schien seine Mutter nicht zur Kenntnis zu nehmen, dass er männlich war. Sören hatte das Gefühl, als versuchte seine Mutter, ihm ihre Überzeugung aufzudrängen, dass Männer grob und unfähig seien. Dadurch wurde bei ihm die Saat für Unsicherheits- und Minderwertigkeitsgefühle gesät. „Ich bin nicht gut genug" wurde sein Mantra.

Lehrer und Coaches von Künstlern können an diese so extreme Anforderungen stellen und so kritisch sein, dass es für die Betroffenen einer Misshandlung gleichkommt. Sörens Lehrer machten da keine Ausnahme, insbesondere die Tanzlehrerin und Leiterin der Tanzakademie, die Sören in seiner Jugend besuchte. Er war der Liebling der Lehrerin, aber irgendwie war er durch diese Rolle auch der Hauptadressat ihres Gespötts. Sören konnte nicht sagen, ob sie ihn wegen seines Talents oder wegen seines *fehlenden* Talentes so hart herannahm. Zur Strafe schloss sie ihn einmal sogar von der jährlichen öffentlichen Vorstellung der Akademie aus. Statt als Star bei der Vorstellung zu glänzen, schaute er aus dem Publikum zu. Auch wenn er wusste, dass seine Verbannung aus dem Ensemble willkürlich und unfair war, konnte er dem Mantra, das ihm ständig in den Ohren klang, nicht entkommen: „Ich bin nicht gut genug." Gleichzeitig wusste er irgendwo tief in seinem Inneren, dass er nicht nur gut genug, sondern etwas Besonderes war.

Es war keine Überraschung, dass er nicht nur sehr kreativ, sondern auch sehr sensibel war. Künstler sehen die Welt anders als die meisten anderen Menschen. Manche sehen sogar ein anderes Universum als die andere. Ihre Wahrnehmungen äußern sich in Form von Bildern, Klängen, Bewegungen oder Vorstellungen. Künstler besitzen diese Intuition von frühester Kindheit an. Aber wenn diese kreativ Begabten über diese Wahrnehmung oder dieses Bewusstsein mit anderen sprechen, werden sie für gewöhnlich nicht verstanden oder finden bei Eltern, Lehrern, Geschwistern oder Kameraden keinen Zuspruch. Infolgedessen werden kreativ begabte Menschen von Kindheit an in ihrem kostbarsten und dennoch verwundbarsten Bereich verletzt, ihrer Begabung. Ihre Begabung zieht sowohl die Aufmerksamkeit als auch das Gespött anderer auf sich. Solche Wunden sind die unschönsten Verletzungen überhaupt und auch die tiefsten.

Im Bereich der Begabung und ihres Ausdrucks schändlich behandelt zu werden, hat eine zweifache Wirkung: Es verletzt die Seele und legt den Grundstein für kreative Ängste und Blockaden. In meiner jahrzehntelangen Praxis haben meine Künstlerklienten allesamt davon gesprochen, dass sie wegen ihrer kreativen Natur unter Beschimpfungen und schlechter Behandlung gelitten haben. „Du weißt nicht, wovon du redest", „Du bist dumm", „Du bist verrückt", „Du bist ein Störenfried" und das allgegenwärtige „Du bist zu sensibel" – das sind Sprüche, die Begabte in der Regel zu hören bekommen. Entsprechend hatte sich Sören in ein Schneckenhaus zurückgezogen, in der Überzeugung, dass er unzulänglich sei.

Darüber hinaus ziehen sich Künstler genau wie Sportler beim Ausüben ihrer Kunst oft physische Verletzungen zu. Diese Verletzungen sind geläufig und bekannt bei Tänzern, die ihren Körper im Training und bei der Vorstellung bis zum Punkt unerträglicher Schmerzen strapazieren. Dieser Prozess beginnt bereits früh in der Karriere, im Kindesalter, und dauert ein Leben lang. Bei der Leistung von Tänzern verbinden sich Kunst und Sport und sie sind sowohl durch sportliche als auch durch schöpferische Verletzungen gefährdet und verwundbar. Kommt es bei einem wichtigen Bühnenauftritt zu einer Verletzung, ist es umso schlimmer. Sören blieb auch von dieser schmerzlichen Realität nicht verschont.

Tänzer sind jedoch nicht die einzigen Künstler, die den Gefahren körperlicher Verletzungen ausgesetzt sind. Schauspieler nutzen und missbrauchen ihren Körper für die Bühne und die Kamera. Ein paar Beispiele: Für den Film *Raging Bull* brachte sich Robert De Niro zunächst in eine unglaubliche Form, um den Boxer Jake LaMotta darzustellen, und nahm dann 25 Kilo zu, um den *älteren* LaMotta in späteren Phasen des Films zu spielen. Die Sängerin Idina Menzel fiel bei ihrer vorletzten Vorstellung des Musicals *Wicked – Die Hexen von Oz* am Broadway durch eine Falltür und brach sich die Rippen. Ich habe einmal mit einem bekannten Filmschauspieler gearbeitet, der sich bei den Aufnahmen zu einem Actionfilm mehrere Gehirnerschütterungen zuzog. Als er dann einem Stroboskoplicht ausgesetzt war, erblindete er für zwei Stunden. Musiker haben durch repetitive Bewegungen unter Überlastungen bestimmter Muskeln und Gelenke und unter Karpaltunnelverletzungen zu leiden, die sie in ihrer Karriere zurückwerfen oder diese beenden können. Von den gleichen Verletzungen sind auch grafische Künstler wie Bildhauer und Maler betroffen.

Da diese physischen Verletzungen beim künstlerischen Prozess simultan mit psychischen Verletzungen auftreten, sind beide unlösbar miteinander verstrickt, genau wie bei Sportlern. Bewegung und Kunst sind unzertrennlich miteinander verbunden und jede Hemmung der Bewegung hemmt den schöpferischen Prozess und infiltriert ihn mit Ängsten.

Das schlimmste Trauma für Künstler ist die Ablehnung. Das gilt für jede Kunstform. Jeder Zustimmung stehen Hunderte, wenn nicht

Tausende Ablehnungen gegenüber. Es ist ein Wunder, wenn ein Künstler angesichts dieser Phalanx der Ablehnung überleben und die Oberhand behalten kann. Ein Vorsprechen, Vorspielen, Vorsingen oder Vortanzen ist oft bewusst oder unabsichtlich mit Beleidigungen verbunden oder an der Grenze zur Misshandlung. Solche „Proben“ können ein Mittelding zwischen Verbannung und Exekution sein. Egal, wie oft es passiert, aber mitten in einem Monolog zu hören „Der Nächste bitte!“ oder „Vielen Dank ...!“, das ist demütigend und erschüttert das Selbstwertgefühl.

Manchmal erntet ein Schauspieler oder ein Sänger nach einem fantastischen Vorspielen oder Vorsingen großen Beifall, ohne dass hinterher wenigstens jemand die Höflichkeit hätte, ihn anzurufen, um ihm zu sagen, dass er nicht genommen wurde. Schauspieler bekommen allenthalben Dinge zu hören wie: „Wir mögen Sie, aber Ihre Augen liegen zu eng beieinander“, oder: „Uns gefallen Ihre Schultern nicht“. Nur allzu oft werden Künstler in ihrer stillen Kammer allein gelassen, ohne eine Idee, warum sie die Rolle nicht bekommen haben. Aber selbst wenn sie die Rolle bekommen, werden Schauspieler, Sänger und Tänzer von Regisseuren oft angeschrien und gedemütigt. Manche werden bei einer Probe oder am Set auch willkürlich gefeuert. Ich habe mit grafischen Künstlern gearbeitet, deren Lieblingswerke gestohlen oder entstellt wurden.

Und schließlich spiegeln Ausdrücke wie „brotlose Kunst“ oder „hungernde Künstler“ oder der „arme Poet“ treffend wider, wie manche der begabtesten Künstler am Existenzminimum leben. Mit meiner Praxis in Manhattan habe ich das Privileg, Brainspotting bei vielen Künstlern anzuwenden, die wie nach Mekka in diese Stadt pilgern. Bei ihnen reduziere ich vielfach mein Honorar, oft drastisch; dies ist meine Art, ein Förderer der Kunst zu sein.

Es können viele Brainspotting-Sitzungen erforderlich sein, um die innersten Wunden von Künstlern zu heilen. Dies war auch der Fall bei meiner Arbeit mit Sören. Glücklicherweise war er jemand, der auf Brainspotting sehr gut anspricht. Nachdem er sich auf einen Brainspot fokussiert hatte und über Kopfhörer dem *BioLateral*

Sound zuhörte, war Sören startklar. Sein Verarbeitungsprozess war genauso erstaunlich wie sein künstlerisches Schaffen. Ich wünschte, ich hätte die Bilder in seinem Kopf, die vom Trauma zur Heilung führten und sich seinen Möglichkeiten entzogen, sie in Worte zu fassen und zu beschreiben, sehen können. Manchmal beobachtete ich einfach voller Staunen die wechselnden Phasen von Emotionen, Erkenntnissen und Befreiung auf seinem Gesicht. Kreativ Begabte heilen auf kreativste Weise. Künstler verfügen über erstaunliche Nervenbahnen, die sich genetisch bedingt und durch die permanente Weiterentwicklung ihrer Kunst gebildet haben.

Ein Trauma nach dem anderen konnte Sören bei seiner Heilung lösen. Es war ihm äußerst wichtig, dass ich die komplizierte Kreativität verstand, die während seines ganzen Lebens so verletzt worden war. Nicht nur, dass ich mich jedes Urteils über irgendetwas enthielt, ich stimmte mich auch auf seine Begabung ein. Vielleicht war ich der erste Mensch, dem klar wurde, wie brillant er war, und der ihm diese Erkenntnis widerspiegelte. Während ich den Zeigestab hielt, um seinen Blick zu fokussieren, war ich verblüfft, wieder neue Aspekte seines Talents zu entdecken. Ich habe erlebt, dass manche Therapeuten sich durch Klienten mit besonderen Fähigkeiten eingeschüchtert oder sogar „kleingemacht“ fühlten. Für mich war die Arbeit mit Sören wie ein Ausflug zum ultimativen „Disneyland“. Es ist ideal, wenn ein kreativ begabter Therapeut mit einem kreativ begabten Klienten arbeitet.

Nach und nach ging unsere Arbeit von der emotionalen Heilung zur Erweiterung der Leistungsfähigkeit über. Als Erstes kam Sören mit einem Monolog für einen Vorsprechtermin, an dem er arbeiten wollte, um seine schauspielerische Leistung zu verbessern. Ich ließ ihn den Monolog einmal vorlesen und half ihm dann, den „Charakter-Spot“ zu finden. Ich leitete Sören beim Inneren-Fenster-Brainspotting an und bewegte den Zeigestab zuerst nach rechts, dann zur Mitte und schließlich nach links, anschließend oberhalb und unterhalb der Augenhöhe. Ich fragte ihn: „Wo spüren Sie ihn (den Charakter ihrer Figur) am meisten?“ Sören zeigte nach links und nach oben und ich fragte: „Wo spüren Sie ihn in Ihrem Körper am meisten?“ Ohne Worte legte er eine Hand auf sein Herz. Ich fragte Sören: „Welche Zeile aus dem Monolog kommt Ihnen jetzt in den Sinn?“ Und er antwortete: „Ich wusste nie ...“

Ich leitete ihn an, seinen Verarbeitungsprozess mit der Vorstellung zu beobachten, dass es die Figur seiner Rolle (namens Charles) sei, die da verarbeitete, nicht er selbst, der Schauspieler. Sören hatte eine Reihe von Erinnerungen, die mit einer tiefen emotionalen und körperlichen Resonanz aufflackerten. Das Ganze war jedoch etwas verschlungen. Die Erinnerungen waren nicht Sörens Erinnerungen, sondern die von Charles. Während sein Blick auf den Brainspot fixiert blieb, tauchten schlaglichtartig Bilder, Geräusche und Gerüche vor Sören auf. Sie schienen aus dem Nichts zu kommen, waren für Charles und den Monolog aber alle stimmig. Schauspieler bringen Stunden und Tage damit zu, dass sie versuchen, Rollencharaktere entstehen zu lassen und in sie einzutauchen – und Sören schaffte das praktisch im Handumdrehen.

Nach 15 Minuten rezitierte er den Monolog. Mir liefen Schauer über den Rücken, als Sören in meinem Sprechzimmer diese Rolle, diesen Charakter verkörperte. Voller Begeisterung meinte er: „Ich bin selbst stark beeindruckt!“

Der Prozess war damit jedoch nicht zu Ende. Wenn man einen Schauspieler dazu bringt, so tief in eine Rolle, einen Charakter einzutauchen, ist es unklug, ihn sich dort selbst zu überlassen. Deshalb suchten wir den „Sören-Spot“ oder „Selbst-Spot“, der ihm half, sich aus jenem Charles wieder herauszuarbeiten und zu sich selbst zurückzufinden. Sören sagte: „Ich möchte mir für das Vorspielen noch etwas von Charles aufbewahren.“ Ich fragte ihn daraufhin: „Wo in Ihrem Körper möchten Sie Charles aufbewahren?“ Sören hob seine linke Hand, und wir fanden den Brainspot, durch den der Wechsel stattfinden konnte: Charles verließ langsam Sörens Rumpf und floss sanft in seine linke Hand.

Ich hatte einen letzten Vorschlag für Sören: „Legen Sie unmittelbar vor Ihrem Vorspielen Ihre linke Hand wieder auf das Herz, schauen

Sie nach links oben und lokalisieren Sie den Charakter-Spot, mit dem wir heute gearbeitet haben.“

Sören hielt sich an meine Anweisungen und sein Vorspielen wurde ein voller Erfolg: Er bekam die Rolle.

***

Diese „Schauspielsitzung“ war der Auftakt dafür, dass Sören an *allen* Aspekten seiner Kreativität mit mir arbeitete. Eines Tages kam er mit einem Tonbandgerät herein und sagte: „Ich möchte an einem Song arbeiten.“ Ich wusste, er nahm Gesangsunterricht, aber seine Stimme erstaunte mich. Dann fragte er: „Können Sie mir dabei helfen?“ Ich dachte bei mir: „Was könnte ich nur tun, um diesen Song besser zu machen?“

Durch meine Arbeit mit Künstlern habe ich jedoch entdeckt, dass Kreativität exponentiell ist. Es ist bemerkenswert: Je höher man kommt, desto größer wird das Potenzial nach oben. In dieser Sitzung verbesserte sich der Klang seiner Stimme und seine emotionale Verbindung zu dem Song nahm zu.

Eine andere Sitzung begann er mit den Worten: „Ich arbeite an einer Tanzabfolge und stecke an einer Stelle fest.“ Um mehr Platz zu haben, gingen wir in mein Wartezimmer und fingen mit dem Zeigestab an zu arbeiten. Dabei bekam ich eine andere Seite von Sorens Begabung zu sehen und sie begeisterte mich. Er zeigte mir die Bewegung, mit der er Probleme hatte – wobei für mich alles bereits perfekt aussah. Er wusste jedoch, wo das Problem lag, und wir fanden den Brainspot, der die Stelle identifizierte, an der er sich blockiert fühlte. Wir arbeiteten sie im wahrsten Sinne des Wortes Schritt für Schritt durch. Als wir fertig waren, *flog* Sören fast durch mein Wartezimmer.

Im letzten Kapitel dieser Geschichte kam Sören mit dem Manuskript für ein Stück in meine Praxis. Er sagte: „Ich habe das geschrieben“, und gab es mir. „Würden Sie das für mich lesen?“ Ich hatte vorher schon beratend an Manuskripten und Drehbüchern für Filme und Theaterstücke mitgearbeitet, um dafür Sorge zu tragen, dass die Geschichten psychologisch Hand und Fuß hatten. So nahm ich das Manuskript und antwortete: „Sicher." Er erzählte mir, dass er das ganze Stück geschrieben habe, während er meine *BioLateral*-CDs hörte. Bei dem Stück ging es um einen multitalentierten Entertainer und ich sah, wie Sören selbst in die Hauptrolle eintauchte.

Als ich sein Stück las, fielen mir zwei Dinge auf: Erstens hatte Sören einen bissigen Humor, den ich vorher noch nie mitbekommen hatte. Zweitens war sein schriftliches Englisch (seine zweite Sprache) makellos – nicht *ein* Grammatikfehler, *kein* Rechtschreibfehler, exzellenter Einsatz amerikanischer Redewendungen ... Es war perfekt – fast ein Ding der Unmöglichkeit für einen Nicht-Muttersprachler. Sörens Stück, zu dem Musik gehörte, die er komponiert hatte, und ein Text, den er geschrieben hatte, war unglaublich. Ich konnte einige hilfreiche Anmerkungen zur Psychologie des Hauptdarstellers machen und Sören war mehr als dankbar dafür.

Er hatte eine wichtige Entscheidung zu treffen, nämlich: wer bei seinem Stück die Regie führen sollte. Er erwog, es selbst zu übernehmen, wusste aber, dass die Geldgeber gerne einen Regisseur mit Namen haben wollten. Ich nahm meinen Zeigestab und sagte: „Suchen wir Ihren Entscheidungsspot." Der Brainspot war genau in der Mitte. Sören starrte zehn Minuten auf den Spot, dann schloss er die Augen. Ich konnte sehen, dass er immer noch auf denselben Spot in seinem Inneren blickte. Sören nahm sich weitere zehn Minuten, um auf den Spot zu starren, und ich wartete geduldig.

Schließlich öffnete er die Augen und sagte: „Ich übernehme die Regie." Er beschloss auch, sein Stück selbst zu produzieren und die Choreografie selbst zu übernehmen.

Wir haben das Brainspotting bei jeder kreativen und persönlichen Frage fortgesetzt, die auftauchte, während er sein Stück Realität werden ließ. Gelegentlich, wenn er unter Druck gerät, fällt er vorübergehend in Phasen der Unsicherheit zurück. Es ist nicht viel an Brainspotting erforderlich, um ihn dann wieder in die Spur zu bringen. Er hat einen großen Workshop zu seinem Stück veranstaltet und ist jetzt dabei, die riesige Summe Geld aufzutreiben, die erforderlich ist, um am Broadway ein Musical auf die Bühne zu bringen. Sein Mantra lautet nicht mehr: „Ich bin nicht gut genug“, sondern: „Ich bin ein stolzer Künstler.“

***

Ich habe Brainspotting als ein offenes, kreatives Modell entwickelt. Bei einem Brainspot verfolgt der Therapeut den intuitiven Heilungsprozess des Klienten im jeweiligen Augenblick. Durch diese kreative Komponente ist Brainspotting als natürliches Instrument sowohl für die *Behandlung* von Künstlern als auch zur Erweiterung ihres kreativen Potenzials geeignet. Ich greife jeweils *die* Brainspotting-Techniken auf, die in der *Sitzung* bei einem Künstler funktionieren, und weise ihn an, diese Instrumente auch *außerhalb* der Praxis selbst zu nutzen. Im nächsten Kapitel zeige ich Ihnen, wie Sie Ihr Gesichtsfeld nutzen können, um „Selbsthilfe-Brainspotting“ zu praktizieren.

Kapitel 13

Selbsthilfe mit Brainspotting

Drei Übungen zur Anwendung im Alltag

Ich werde immer wieder gefragt: „Kann man Brainspotting auch bei sich selbst anwenden?" – „Sie tun es jetzt gerade", antworte ich dann für gewöhnlich. Dann erkläre ich, dass der Fragesteller dadurch, dass er mich anschaut, bereits eine Augenposition gefunden hat, die mit der Aktivierung in einzelnen Bereichen seines Gehirns korreliert. Ich beschreibe, dass Brainspotting zutiefst intuitiv ist und weitgehend unbewusst erfolgt.

Wir praktizieren „Selbsthilfe-Brainspotting" den ganzen Tag, jeden Tag. Wenn wir uns bewusst machen, inwieweit wir durch die Richtung beeinflusst werden, in die wir schauen, können wir uns dieses natürliche Phänomen zunutze machen. Zu wissen, dass Sie durch die Richtung, in die Sie blicken, Zugang zu bestimmten Informationen gewinnen, hilft Ihnen, sich selbst zu verstehen und die Augenpositionen bewusst zu nutzen. Sie tun dies im Grunde gerade jetzt, wenn Sie diesen Satz lesen. Machen Sie sich dies bewusst. Verfolgen Sie Ihren inneren Prozess eine Minute lang, während Sie auf diese Worte schauen, um zu sehen, wohin er Sie führt.

Ich habe die Kraft des Punktes oder der Richtung, in die wir schauen, nicht *erfunden*; ich habe sie nur bemerkt, entdeckt. In Wahrheit „wusste" ich es schon die ganze Zeit, genau wie jeder andere, tief in meiner *unbewussten* Wahrnehmung. Ich habe die Kraft einer Augenposition jedoch bewusst erkannt, als ich sah, wie die Augen meiner Klientin

Karen flackerten, und ich hielt meinen Finger genau an der Stelle, auf die sie schaute, als das passierte. Der Umstand, dass Karen keine Ahnung hatte, dass ihre Augen flackerten, weist darauf hin, dass niemand das bei sich selbst tun kann, was er mithilfe eines Therapeuten tun kann, insbesondere beim Brainspotting. In diesem Buch habe ich immer wieder auf den Dual-Attunement-Rahmen als die Kraft des Brainspottings verwiesen. (Dabei stimmt der Therapeut sich sowohl auf der relationalen als auch auf der neurologischen Ebene auf den Klienten ein.) Man kann sich selbst nicht von außen beobachten, daher können Sie auch kein „Dual-Attunement-Solo“ machen.

Ebenso ist es auch unklug, zu versuchen, selbst tiefe Traumaarbeit zu leisten, weil man nie weiß, auf was man dabei stößt. Wenn in einer Brainspotting-Sitzung unerwartet Dinge auftauchen, ist es gut möglich, dass der Therapeut das Gleiche schon viele Male vorher gesehen hat und durchaus weiß, wie er Sie wieder erden und stabilisieren kann. Tiefe Erinnerungen und Gefühle kommen bei uns periodisch zum Vorschein, und mit Hilfe und etwas Zeit können wir sie in der Regel verarbeiten und unser Gleichgewicht wiederfinden.

Zwar ist bei verschiedenen Brainspotting-Modellen und -Techniken die Anleitung eines geschulten Brainspotting-Therapeuten erforderlich, aber es gibt auch Aspekte von Brainspotting, die Sie selbst für sich alleine nutzen können, um sich ruhiger und geerdeter zu fühlen, um besser zu schlafen oder um Ihre Kreativität oder Leistungsfähigkeit zu verbessern. In diesem Kapitel gehe ich auf eine Reihe solcher Brainspotting-Selbsthilfe-Techniken ein.

***

Das erste Selbsthilfeinstrument ist am einfachsten anzuwenden. Ich habe es selbst auch genutzt, während ich dieses Buch schrieb. Es ist der *BioLateral Sound*, bei dem die Klänge sich sanft von einem Ohr zum anderen bewegen. (Vgl. Kapitel 3, wo ich beschreibe, wie ich den *BioLateral Sound* entwickelt habe und ihn in Brainspotting-Sitzungen mit Klienten nutze.)

Die Stücke auf den *BioLateral-Sound*-CDs sind so programmiert, dass sie phasenversetzt sind oder zwischen links und rechts hin und her schwenken, mit sanfter heilender Musik und Naturklängen. Sie wirken gleichzeitig in zweierlei Hinsicht: Erstens aktivieren sie das parasympathische oder beruhigende Nervensystem. Dies ist hilfreich, um unseren Körper und unser Gehirn zu entspannen, wodurch wir auch in einen Zustand für erweiterte Leistungsfähigkeit kommen. Zweitens werden, indem der Sound von einem Ohr zum anderen wechselt, abwechselnd die linke und die rechte Gehirnhälfte stimuliert. Diese Stimulation fördert die Kommunikation, Integration und Harmonie zwischen den beiden Gehirnhälften. *BioLateral Sound* ist in Brainspotting-Sitzungen besonders effektiv, aber auch wertvoll für die Selbsthilfe.

Der *BioLateral Sound* kann in vielerlei Hinsicht selbst genutzt werden. Zunächst fördert er, wie gesagt, die Beruhigung des Gehirns und die Entspannung des Körpers. Wenn Sie angespannt oder nervös sind, wird es Ihnen helfen, zur Ruhe zu finden, wenn Sie den *BioLateral Sound* anhören. Sollten Sie bereits in einem ruhigen Zustand sein, wird er Ihnen wahrscheinlich zu einem noch ruhigeren Zustand verhelfen. Diese beruhigende Wirkung ist von Mensch zu Mensch und von Situation zu Situation verschieden. Manche Menschen sprechen schnell darauf an, während andere länger brauchen. Geduldig mit sich selbst zu sein ist immer eine gute Idee. Das heißt, wenn Sie den Sound hören, geben Sie sich Zeit und Raum und legen Sie jegliche Erwartung ab. Entspannung kommt nicht auf Befehl; sie kommt auf natürliche Weise, oft dann, wenn man es nicht bemerkt. Das *bewusste* Gehirn beruhigt das *tiefere* Gehirn nicht, es ist vielmehr umgekehrt. Das tiefere Gehirn ist dort, wo wir leben und atmen, wo unsere primitiven Reflexe und grundlegenden Funktionen wie Atmen, Stoffwechsel und Herzschlag gesteuert werden, in den tieferen Gehirnstrukturen, dem Hirnstamm.

Viele Menschen finden, dass der *BioLateral Sound* ihnen hilft, in einen geruhsamen Schlaf zu fallen. Dies ist plausibel, da er die Entspannung fördert, und Entspannung fördert Schlaf. Er ist in der

Regel kein Heilmittel für chronische Schlaflosigkeit, da Schlafstörungen viele Ursachen haben, von denen manche tiefgreifender und andere physischer Natur sind. Viele Menschen, die Schwierigkeiten beim Einschlafen haben, finden jedoch, dass der *BioLateral Sound* ihnen in Kombination mit gesunden Lebensgewohnheiten hilft (etwa: Einschränkung des Koffeinkonsums, regelmäßige Zeiten des Zubettgehens, eine Ruhephase vor dem Zubettgehen). Es ist eine gute Idee, den *BioLateral Sound* zuerst tagsüber zur Entspannung zu benutzen, bevor Sie ihn direkt vor dem Einschlafen ausprobieren.

Wenn Sie den *BioLateral Sound* zum ersten Mal hören, erleben Sie vielleicht vorübergehend eine erhöhte Aktivierung. Warum? Weil er zutage fördert, was immer in Ihrem Kopf ist, unmittelbar unter der Oberfläche. Wenn Sie etwas belastet, muss es möglicherweise *herauskommen*, bevor Sie ruhiger und geerdeter werden können. Auf die unmittelbare Aktivierung folgt in der Regel ein Gefühl der Befreiung und Erleichterung. Probieren Sie den *BioLateral Sound* deshalb zuerst tagsüber aus, bevor Sie ihn unmittelbar vor dem Zubettgehen einsetzen. Damit beugen Sie der Möglichkeit vor, dass Sie aktiviert werden und *schlechter* einschlafen.

Sie können den *BioLateral Sound* zur Entspannung oder zum Abbau von Ängsten oder Nervosität hören, wenn Sie *inaktiv* sind, und ebenso gut, wenn Sie mit etwas beschäftigt sind. Wenn Sie ihn nutzen, während Sie mit etwas beschäftigt sind, bereitet der *BioLateral Sound* auch den Weg zu einer Erweiterung Ihrer Leistung oder Kreativität. Studenten haben berichtet, dass ihre Studien und die Vorbereitungen für Tests sich verbesserten, wenn sie ihn dabei hörten. Viele Schauspieler, mit denen ich gearbeitet habe, hören sich den *BioLateral Sound* an, unmittelbar bevor sie auf die Bühne gehen oder vor die Kamera treten. Sie berichteten, dass der Sound ihnen half, ihre Kreativität zu erschließen, sich tiefer in ihre Rolle zu versenken und sich zu erden. Zwei Maler, die bei mir in Therapie waren, hören über Kopfhörer immer dann den *BioLateral Sound*, wenn sie vor der Leinwand stehen und malen.

Das Schöne am *BioLateral Sound* ist, dass Sie nichts dafür tun müssen, dass er wirkt. Der bewegende und wechselnde Sound geht direkt in die Ohren und wandert tief in Ihr Gehirn und in Ihren Körper hinunter. Er scheint auf den Vagusnerv zu wirken, das Herzstück des parasympathischen (beruhigenden) Nervensystems, das vom Gehirn direkt zum Herzen und zum Verdauungs- und Atemsystem verläuft. Der Vagusnerv sagt uns, ob wir sicher vor Gefahren sind, sodass wir ruhig sein und langsamer machen und unsere Aufmerksamkeit unserer „inneren Umwelt" zuwenden können. Diese vagale Reaktion erdet und öffnet gleichzeitig und unterstützt so sowohl die Entspannung als auch die Erweiterung von Leistungsfähigkeit und Kreativität.

(Am Ende dieses Buches ist eine englischsprachige Website angegeben, auf der Sie Musikdateien zum Herunterladen finden und *Bio-Lateral-Sound*-CDs bestellen können.)

***

Hier folgen nun noch drei weitere Hilfsmittel für Selbsthilfe mit Brainspotting. Das erste ist eine Übung, die die Körperressource aus dem Ressourcenmodell nutzt. Sie setzt – zusammen mit der Körperressource – die fokussierte Achtsamkeit ein, für Entspannung, Clearing und Zentrierung. Für konkretere Problemlösungen, Selbstheilung und Leistungserweiterung nutzen Sie bitte die Übungen 2 und 3, Selbsthilfe-Abwandlungen von Gazespotting und Innerem Fenster.

Übung 1: Ihre Körperressource finden und nutzen

Diese Selbsthilfeübung nutzt die Körperressource, die Grundlage des Ressourcenmodells von Brainspotting. In Kapitel 4 finden Sie alle Hintergrundinformationen, die Sie benötigen, um die Körperressource zu verstehen: Einfach ausgedrückt handelt es dabei um die Stelle an oder in Ihrem Körper, an der Sie sich am ruhigsten und am meisten geerdet fühlen.

Schritt 1: Ihre Körperressource finden

Der einfachste Weg, um Ihre Körperressource zu finden, ist der, Ihren Körper langsam nach dieser Stelle, an der Sie sich ruhig und geerdet fühlen, abzuscannen, vom Kopf bis zu den Zehen. Dies kann ein großer Bereich wie Ihre Brust oder Ihr Rücken sein oder auch ein Fleck, der so klein ist wie eine Münze, etwa hinter Ihrem Knie oder unter Ihrem Fuß. Vertrauen Sie Ihrem Instinkt. Vielleicht finden Sie diese Stelle schnell, vielleicht dauert es aber auch eine Weile. Wie auch immer, seien Sie geduldig und einfühlsam zu sich selbst.

Denken Sie daran, dass Ihre Körperressource auch einem Bereich in Ihrem Gehirn entspricht, der das ruhige Geerdetsein tatsächlich fühlt. Es hilft Ihnen vielleicht weiter, sich vorzustellen oder zu visualisieren, wo dieser Spot in Ihrem Gehirn ist. (Greifen Sie dafür auf die Anweisungen zum Gehirnscan in Kapitel 9 zurück, eine Anleitung, wie dieser innere Spot zu finden ist.)

Schritt 2: Zusätzliches Beruhigen und Erden

Nachdem Sie sich bequem hingesetzt haben, erfühlen Sie als Erstes, wie Ihre Füße Kontakt zum Boden haben. Sie können Ihre Füße entweder sanft auf den Boden drücken oder sie am Boden umherbewegen. Machen Sie sich bewusst: Wenn Sie spüren, dass Ihre Füße

Kontakt zum Boden haben, spürt Ihr Gehirn dies ebenfalls. Als Nächstes nehmen Sie bewusst den Stuhl wahr, der Ihren Körper hält und stützt. (Falls Sie liegen, nehmen Sie das Bett oder die Unterlage wahr, die Sie tragen.) Uns auf diese Weise im wahrsten Sinne des Wortes zu erden macht es möglich, uns auch emotional mehr geerdet zu fühlen. So arbeiten Gehirn und Körper ständig zusammen.

Wenn Sie sich ausreichend geerdet fühlen, können Sie mit Schritt 3 weitermachen. Sollten Sie noch mehr Beruhigung und Erdung benötigen, bevor Sie weitermachen, finden Sie nachstehend zwei absolut sichere Wege, dies zu erreichen:

Der erste ist so einfach, dass es fast albern ist. Sie brauchen nichts weiter zu tun, als auf Ihre Atmung zu horchen. Versuchen Sie nicht, Ihre Atmung zu verlangsamen oder irgendwie zu verändern; das wäre kontraproduktiv. Hören Sie einfach, wie Sie einatmen und wie Sie ausatmen. Machen Sie sich bewusst, dass Sie beim Einatmen Sauerstoff aufnehmen, der den Sauerstoffbedarf Ihres Körpers wieder bis auf die zelluläre Ebene auffüllt, und dass Sie beim Ausatmen Kohlendioxid abgeben und somit Ihren Körper bis auf die zelluläre Ebene reinigen.

Die Atmung wird durch das autonome Nervensystem in unserem Hirnstamm kontrolliert. Uns muss nicht beigebracht werden, wie wir zu atmen haben; es geschieht intuitiv, von Geburt an. Indem Sie sich selbst atmen hören, beobachten Sie sozusagen Ihren Hirnstamm, wie er für Sie arbeitet. Wenn Sie dem Rhythmus Ihrer Atmung folgen, reguliert sich Ihre Atmung nach und nach von selbst; das ist für sich schon beruhigend ist.

Um sich weiter zu erden, während Sie Ihre Atmung beobachten, ist es hilfreich, die Finger einer Hand sanft auf den Bereich zu legen, wo Ihr Hinterkopf auf den Nacken trifft. Sie erfühlen damit einfach, wo der Hirnstamm ins Rückgrat übergeht. Das ist der Ort, wo wir leben und atmen. Wenn Sie diese Stelle berühren, während Sie Ihrer Atmung zuhören, verbinden Sie sich mit sich selbst und fühlen sich noch tiefer geerdet.

Ein zweiter Weg, sich mehr zu beruhigen und zu erden, ist der, eine Hand spontan und langsam etwas zu heben und sie sanft die andere Hand ergreifen zu lassen. Lassen Sie die haltende Hand die andere Hand sanft stützen. Wenn Sie so weit sind, lassen Sie die haltende Hand sanft die gehaltene Hand streicheln. Beachten Sie, wie beruhigend und unterstützend sich dies anfühlt. Nach einer Weile, wenn es sich für Sie natürlich anfühlt, wechseln Sie die Hände und lassen die gehaltene Hand zur haltenden Hand werden, die die andere streichelt. Diese Technik bewirkt buchstäblich, dass die rechte und die linke Hälfte Ihres Gehirns sich gegenseitig beruhigen.

Nachdem Sie Ihre Körperressource lokalisiert und sich zusätzlich beruhigt und geerdet haben, können Sie gegebenenfalls zur Phase der fokussierten Achtsamkeit übergehen.

Schritt 3: Mit fokussierter Achtsamkeit verarbeiten

Brainspotting macht sich die Achtsamkeit zunutze bei der Verarbeitung, die erfolgt, nachdem Sie den Brainspot lokalisiert und sich darauf eingelassen haben. Wenn Sie über Achtsamkeitsmeditation unterrichtet sind, brauchen Sie hier wenig Anleitung, außer dass Sie Ihr Bewusstsein auf Ihre Körperressource lenken und immer wieder zu diesem Bewusstsein zurückzukehren. Denjenigen, die mit der Achtsamkeitsmeditation nicht vertraut sind, sei gesagt, dass es recht einfach ist, sie mit der Körperressource zu kombinieren.

Ihre Körperressource ist die Stelle, an der Sie beginnen, zu der Sie gelegentlich zurückkehren, um sich erneut zu erden, und an der Sie die Übung beenden. Dazwischen findet die Verarbeitung im Rahmen der fokussierten Achtsamkeit statt. Der Schlüssel ist, dass diese Achtsamkeit nicht gesteuert wird. Wie bei den meisten Brainspotting-Techniken gilt auch hier: Je weniger gesteuert sie ist, desto besser.

Während Sie die Stelle an Ihrem Körper in Ihrem Bewusstsein halten, wo Sie sich ruhig und geerdet fühlen, beobachten Sie einfach, ohne etwas zu erwarten oder zu beurteilen, wo auch immer Ihr Geist

Sie hinführt. Er kann um Dinge herumspringen, die scheinbar nichts miteinander zu tun haben, oder einfach eine Weile an einer Stelle bleiben. Erinnerungen, Gedanken, Emotionen oder körperliche Empfindungen können kommen und gehen. Wenn das, was auftaucht, Ihnen willkürlich oder unerklärlich erscheint, sollten Sie nicht in die Falle geraten, diesen Prozess anzuzweifeln. Ihr bewusstes Beobachtergehirn beobachtet einfach die Prozesse Ihres tieferen, unbewussten Gehirns. Der Schlüssel besteht darin, Ihrem Instinkt zu vertrauen. Ich sage hier auch gerne: „Beobachten Sie mit Neugier!“

Halten Sie diese fokussierte Achtsamkeit etwa eine Minute lang aufrecht, bevor Sie zu Ihrer Körperressource zurückkehren. Dann beginnen Sie erneut und dieses Mal lassen Sie die fokussierte Achtsamkeit drei bis fünf Minuten lang andauern, bevor Sie wieder zurückgehen. Wenn Sie den Prozess weiter fortsetzen, werden Sie Ihren eigenen Rhythmus und Ihr eigenes Timing finden. Manche Menschen kehren gerne regelmäßig zu ihrer Körperressource zurück, während andere sich 15 bis 20 Minuten der fokussierten Achtsamkeit hingeben, bevor sie sich erneut erden.

Sie können diese einfache Verarbeitung mithilfe der Körperressource über jede beliebige Zeitspanne praktizieren. Nutzen Sie die Zeit, die Sie haben, sei sie kurz oder lang. Je öfter Sie die Übung wiederholen, desto mehr werden Sie davon profitieren, da ihre Wirkung kumulativ ist. Um optimale Wirksamkeit zu erzielen, sollten Sie sich an einen bequemen Platz setzen, an dem Sie nicht abgelenkt oder gestört werden.

Übung 2: Selbsthilfe mit Gazespotting

Diese Übung macht sich unsere natürliche Neigung zunutze, in eine Richtung zu starren, die mit *der* Position im Gehirn korreliert, wo wir eine bestimmte Erfahrung festhalten. In Kapitel 5 ist im Einzelnen beschrieben, wie Gazespotting funktioniert. Diese Übung hier wird in ihrer Wirkung verstärkt, wenn Sie sie damit kombinieren, dass Sie gleichzeitig den *BioLateral Sound* hören (wenn Sie die einzelnen Schritte auch *ohne* den Sound effektiv durchführen können).

Selbsthilfe-Gazespotting beginnt bei der Körperressource, sodass Sie also die in Übung 1 beschriebenen Schritte *zuerst* absolvieren sollten, bevor Sie weitermachen.

Schritt 1: Einen Gazespot lokalisieren

Nachdem Sie Ihre Körperressource lokalisiert oder entwickelt haben, sind Sie so weit, dass Sie beginnen können. Richten Sie Ihr Bewusstsein auf diese ruhige, geerdete Stelle in Ihrem Körper und bleiben Sie einfach 5 bis 15 Sekunden lang dabei. Während oder nach dieser Zeit bemerken Sie vielleicht, dass Ihre Augen sich auf irgendetwas in Ihrem Gesichtsfeld gerichtet und es fixiert haben. Dies ist Ihr Gazespot. Wenn Ihre Augen sich nicht sofort auf etwas richten, brauchen Sie wahrscheinlich mehr Zeit. Konzentrieren Sie sich einfach weiter auf Ihre Körperressource und lassen Sie Ihren Geist einfach eine Zeit lang „wandern". Bevor Sie es selbst bewusst merken, werden Sie Ihren Blick gedankenverloren auf eine unbewusst gewählte Stelle, einen Gazespot, richten.

Manche Menschen *schließen* wie selbstverständlich ihre Augen, wenn sie sich ihrer Körperressource zuwenden. Wenn dies auch bei Ihnen so ist, nehmen Sie wahr, dass Sie tatsächlich in eine bestimmte Richtung blicken, auch mit geschlossenen Augen. Wenn Sie die Augen öffnen, behalten Sie diese Augenposition bei und stellen Sie fest, *auf was* in Ihrem Gesichtsfeld sie ausgerichtet ist.

Schritt 2: Sich auf die Verarbeitung vorbereiten

Wenn Sie Ihren Gazespot gefunden haben, sind Sie so weit, dass Sie mit der Verarbeitung von diesem Spot aus beginnen können. Sie entscheiden sich vielleicht, sich auf etwas Bestimmtes zu konzentrieren, etwa auf einen Vortrag, den Sie halten müssen, oder auf eine Beziehung, in der Sie sich befinden, aber ebenso Sie können das Gebiet, das Sie erkunden möchten, auch offen lassen.

Worauf Sie auch immer eingehen möchten, denken Sie einfach eine Zeit lang darüber nach, während Sie sich auf den Gazespot konzentrieren. Das Problem noch einmal durchzugehen, während Sie sich auf den Spot konzentrieren, dient dazu, Sie für das Problem zu aktivieren, sodass auch *die* Regionen Ihres *Gehirns* aktiviert werden, in denen diese Erfahrung festgehalten ist. Bewerten Sie den Grad Ihrer Aktivierung mit einer SUDS-Zahl. Der Grad der emotionalen Belastung kann zwischen null und zehn liegen, wobei null so viel wie *keine* Aktivierung bedeutet und zehn die höchstmögliche Aktivierung bezeichnet. Der SUDS-Grad zeigt Ihnen jeweils an, wo in diesem Prozess Sie stehen, wenn Sie ihn immer wieder kontrollieren. Ich möchte nicht, dass Sie jetzt nach der Aktivierung *in Ihrem Körper* suchen; das ist nur für die Brainspotting-Arbeit in therapeutischen Sitzungen gedacht.

Während Sie weiter auf den Gazespot schauen, kehren Sie mit Ihrem Bewusstsein zu Ihrer Körperressource zurück. Denn Ihre Körperressource ist einfach Ihr Ausgangspunkt. Sie müssen Ihr Bewusstsein *nicht ständig* auf die Körperressource gerichtet halten, da Ihre Gedanken wandern sollen, wohin auch immer sie möchten. Nur Ihr Blick auf den Gazespot sollte während der ganzen Übung beibehalten werden.

Schritt 3: Mit fokussierter Achtsamkeit verarbeiten

Nachdem Sie die Vorbereitungen abgeschlossen haben, sind Sie so weit, dass Sie den Verarbeitungsprozess mit fokussierter Achtsamkeit beginnen können. Die Vorgehensweise ist die Gleiche wie bei Schritt 3 in Übung 1, außer dass die Verarbeitung jetzt stattfindet, während

Sie auf ein *Problem und* auf einen *Gazespot* fokussiert sind. Die Verarbeitung ist in der Regel entsprechend präziser und konkreter.

Das Ziel hierbei ist, einfach zu beobachten, wie die Dinge in Ihrem Inneren ablaufen und wohin sie führen, ohne irgendwelche Erwartungen. Vertrauen Sie darauf, dass Ihr tieferes Gehirn so verdrahtet ist, dass es weiß, wie Erfahrungen zu verarbeiten sind und wie es sich selbst zu Lösungen und zu einem Gleichgewicht führen kann. Versuchen Sie deshalb nicht, den Zielort vorherzubestimmen, da Sie so wahrscheinlich nicht dorthin gelangen werden. Vertrauen Sie darauf – wo immer Sie auch hingehen und wo immer Sie auch ankommen –, dass es dort ist, wo Sie sein *sollten.*

Nach einer Weile kehren Sie dann immer wieder zu dem ursprünglichen Problem zurück und überprüfen Ihren SUDS-Grad, um zu verfolgen, wo in dem Prozess Sie stehen. Sobald Sie Ihren SUDS-Grad festgestellt haben, richten Sie Ihr Bewusstsein einfach wieder auf Ihre Körperressource (während Sie nach wie vor auf den Gazespot blicken); versuchen Sie jedoch nicht, auf die Körperressource fokussiert zu bleiben, da sie, um es noch einmal zu sagen, nur ein Ausgangspunkt ist, zu dem Sie gelegentlich zurückkehren.

Das Ziel dieser Selbsthilfeübung ist nicht, einen SUDS-Grad von null zu erreichen. Das *kann* geschehen oder auch nicht. Wichtig ist, dass Sie Ihrem tieferen Gehirn-Körper-System eine Chance geben, an dem Problem zu arbeiten und die Verarbeitung voranzutreiben. Wenn Sie von Ihren zeitlichen Möglichkeiten her offen sind, können Sie sich auf Ihr intuitives Gefühl verlassen bei der Entscheidung, wann Sie die Verarbeitung beenden sollten. Es kann aber auch hilfreich sein, sich einen festen Zeitrahmen zu setzen und die Verarbeitung zu beenden, wenn die Zeit vorbei ist. Sie können zu einem späteren Zeitpunkt immer wieder darauf zurückkommen und an dem Problem arbeiten. Aber vergessen Sie nicht, der Verarbeitungsprozess hört nicht auf, wenn die Übung beendet wird. Unser Gehirn verarbeitet *ständig*, sodass es nicht außergewöhnlich ist, wenn Ihr Gehirn noch minuten- oder stundenlang weiter verarbeitet, nachdem Sie das Gazespotting beendet haben.

Übung 3: Selbsthilfe mit dem Inneren Fenster

Beim Äußeren-Fenster-Brainspotting muss jemand da sein, der Ihre Augen und Ihr Gesicht auf Reflexreaktionen bei verschiedenen Augenpositionen beobachtet. Da Sie nicht gleichzeitig der Beobachter und der Beobachtete sein können, können Sie das Äußere Fenster nicht alleine anwenden. Beim Inneren Fenster hingegen wird die Augenposition durch Selbstbeobachtung Ihrer körperlichen Hinweise bestimmt. Somit können Sie die Augenpositionen, an denen Sie eine körperliche Reaktion spüren, natürlich selbst finden.

Das Selbsthilfe-Brainspotting, das in diesem Kapitel beschrieben wird, macht sich die Körperressource aus dem Ressourcenmodell zunutze. Somit finden wir den Inneren-Fenster-Brainspot, indem wir feststellen, wo wir die Körperressource am meisten empfinden. Dazu gehen Sie zu Übung 1 zurück, wo beschrieben wird, wie Sie eine Körperressource finden.

Wenn Sie den ruhigen, geerdeten Ort in Ihrem Körper gefunden haben, sind Sie so weit, dass Sie den Inneren-Fenster-Brainspot suchen können. Diese Augenposition ist einfach die Stelle, an der Sie die Verbindung zu Ihrer Körperressource am meisten spüren. Es spielt keine Rolle, ob Sie links oder rechts beginnen; um den Ablauf zu veranschaulichen beginne ich im nachstehenden Beispiel einfach links.

Schauen Sie auf irgendetwas im Raum, das links und auf Augenhöhe von Ihnen ist. Stellen Sie fest, wie Ihre Körperressource darauf anspricht, wenn Sie etwa zehn Sekunden lang darauf starren. Dann richten Sie den Blick auf etwas, das geradeaus vor Ihnen ist, und horchen weitere zehn Sekunden in sich hinein, wie Ihre Körperressource sich anfühlt. Schließlich blicken Sie auf einen Gegenstand, der sich rechts und auf Augenhöhe von Ihnen befindet, und horchen wieder in sich hinein, wie sich Ihre Körperressource anfühlt. Wählen Sie zwischen links, Mitte und rechts aus, wo Sie Ihre Körperressource am meisten spüren.

Sobald Sie ermittelt haben, wo sich die Stelle auf der horizontalen Ebene (oder x-Achse) befindet, sind Sie so weit, dass Sie vertikal auf der y-Achse fortfahren können. Von der Position auf der x-Achse (links, in der Mitte oder rechts) aus, an der Sie die Körperressource am meisten spüren, blicken Sie direkt nach oben, oberhalb der Augenhöhe. Starren Sie zehn Sekunden lang dorthin. Jetzt kehren Sie auf Augenhöhe zurück und tun dort das Gleiche. Dann richten Sie den Blick zehn Sekunden lang nach unten. Stellen Sie fest, wo auf der y-Achse Sie die Verbindung zu der Ruhe und dem Geerdetsein in Ihrem Körper am meisten spüren.

Nachdem Sie Ihren Inneren-Fenster-Brainspot lokalisiert haben, können Sie fortfahren. (Für Anleitungen zum Vorbereitungsprozess und zur fokussierten Achtsamkeit gehen Sie zu den Schritten 2 und 3 in Übung 2 zurück.)

***

Es ist hilfreich, sich vor Augen zu halten, dass wir *ständig* „Selbst-Spotting“ betreiben, sogar mit geschlossenen Augen. Mit Selbst-Spotting orientieren wir uns in Raum und Zeit, sowohl in unserer äußeren als auch in unserer inneren Umwelt. Dieser Orientierungsprozess wird uns selten deutlich, da er von unserem tiefen Gehirn-Körper-System bestimmt wird. Wenn Sie das nächste Mal merken, dass Sie auf einen Punkt starren, denken Sie nicht, Sie täten da etwas Seltsames oder Willkürliches. Schauen Sie weiter auf diese Stelle in dem Bewusstsein, dass dort etwas für Sie ist. Und dann beobachten Sie, was für Sie dabei herauskommt.

Kapitel 14

Brainspotting – eine Erfolgsgeschichte

Von der Entdeckung bis zur weltweiten Verbreitung

Als ich Brainspotting 2003 entdeckte, war mein erster Gedanke, dass ich auf ein neues, einzigartiges, starkes Instrument gestoßen war. Nachdem ich Brainspotting einen Monat mit meinen Kollegen zusammen angewendet hatte, war mein zweiter Gedanke, dass ich ein Trainingsprogramm für Brainspotting entwickeln wollte. Der dritte Gedanke folgte rasch: „Brainspotting wird ein internationales, nicht nur ein amerikanisches Phänomen sein."

Inzwischen sind zehn Jahre vergangen und es gibt mehr als 6 000 Therapeuten, die in Brainspotting ausgebildet sind, mehr als die Hälfte von ihnen außerhalb der Vereinigten Staaten. Ich habe 21 Brainspotting-Trainer ausgebildet: 6 in den Vereinigten Staaten, 4 in Südamerika, 10 in Europa und einen im Nahen Osten. Und bisher ist Brainspotting in sechs Sprachen übersetzt worden: Englisch, Spanisch, Portugiesisch, Deutsch, Holländisch und Hebräisch.

Sprache und Kultur sind wesentliche Bestandteile unserer Identität und Selbsterfahrung. Sowohl die Sprache als auch die Kultur sind in unserem Gehirn eingebettet, vielleicht in unserer DNA. In den Vereinigten Staaten sprechen die meisten Menschen nur Englisch, auch wenn sich dies inzwischen allmählich ändert, da wir zunehmend multikulturell werden. In Europa sprechen viele in der Regel mehr als *eine* Sprache und die zweite Sprache ist oft Englisch. Manche Europäer sprechen fünf oder noch mehr Sprachen. Jede Sprache hat ihre eigenen Redewendungen und Nuancen, die oft nicht zu übersetzen sind; sie kommen mehr aus der intuitiven *rechten* Gehirnhälfte als aus der informationellen *linken* Gehirnhälfte. Die Kultur ist eng mit der Sprache verknüpft, schließt aber auch viele andere Aspekte mit ein. Familie, Gemeinschaft, Bräuche, Essen, Musik und vieles mehr sind reichhaltige Beispiele der Dynamik, die von Kultur zu Kultur verschieden ist.

Brainspotting mit seinem direkten Zugang zum tieferen Gehirn und Körper ist leicht in verschiedene Kulturen und Sprachen zu übersetzen. Der Brainspotting-Therapeut ist im Rahmen des Dual-Attunement-Rahmens offen und geht auf alle Mitteilungen oder Reaktionen des Klienten ein. Vor dem Hintergrund des annahmefreien Modells und der Unschärferelation folgt der Brainspotting-Therapeut dem Klienten, wo immer er auch hingeht, indem er einfach versucht, im Schweif des Kometen zu bleiben. Sofern dem Brainspotting-Therapeuten eine kulturelle oder linguistische Feinheit entgeht, ist das nicht wichtig, solange der Therapeut dem Klienten weiterhin mit offener Neugier folgt. Dieses offene, integrative Modell von Brainspotting ist bestens dafür geeignet, sich auf Klienten mit unterschiedlichen Hintergründen und Sprachen einzustellen.

Auf der ganzen Welt werden derzeit Brainspotting-Organisationen gegründet. Es wird nicht mehr lange dauern, bis wir unsere erste internationale Brainspotting-Konferenz abhalten, vielleicht in den Vereinigten Staaten, vielleicht aber auch in Europa oder Südamerika. Wo das Treffen auch immer stattfindet, es wird Ausdruck der dynamischen Mischung der sich ständig erweiternden weltweiten Brainspotting-„Gemeinde“ sein. Die unterschiedlichen Sprachen im Universum von Brainspotting sind keine Kakofonie, sondern Ausdruck von Harmonie. Was uns verschieden macht, vereint uns auch.

***

Von Anfang wollte ich erreichen, dass die Entwicklung von Brainspotting nicht von mir abhängt, sondern über mich hinauswächst. Die Entstehung der internationalen Brainspotting-Gemeinschaft ist mein größter Erfolg bei Brainspotting. Ich werde oft gefragt, wie ich es geschafft habe, Brainspotting zu einem internationalen Phänomen zu machen. Meine Antwort ist, dass ich Brainspotting auch immer außerhalb der Vereinigten Staaten unterrichtet habe. Ich hatte Verbindungen in andere Länder und Therapeutenfreunde in jedem dieser Länder, die meine Bemühungen unterstützten, Brainspotting rund um die Welt zu verbreiten.

Wenn ich gefragt werde, warum es mir so wichtig war, Brainspotting in anderen Ländern zu verbreiten, erkläre ich, dass ich seit meinem siebten Lebensjahr ein international ausgerichteter Mensch bin. Entsprechend sind die Vereinigten Staaten für mich nicht wichtiger als andere Nationen. Ich fühle mich als beides, als Bürger meines Landes und als Weltbürger. Diese Einstellung ist mir so in Fleisch und Blut übergegangen, dass ich einfach nicht anders kann, als auch auf Therapeuten in anderen Ländern zuzugehen.

Als ich sieben Jahre alt war, nahmen meine Eltern mich und meine Schwester Debbie mit auf eine viermonatige Reise durch Europa und den Nahen Osten. Mein Vater machte eine internationale Vortragstour und meine Eltern hatten beschlossen, sie zu einem Abenteuer für die ganze Familie zu machen. Wir fuhren mit einem Ozeandampfer nach England und auch wieder zurück, eine Reise von jeweils einer Woche. Auf unserer Reise besuchten wir Großbritannien, die Niederlande, Belgien, Frankreich, Italien, die Schweiz, Österreich, Jugoslawien, Griechenland, die Türkei und Israel. Interessant ist, dass inzwischen bereits in zehn von diesen elf Ländern Brainspotting-Lehrgänge stattgefunden haben.

Meine Eltern fuhren nicht gerne Auto und so reisten wir in Europa mit dem Zug. Ich habe deutliche Erinnerungen daran, wie ich aus Zugfenstern auf die vorbeiziehenden Bauernhöfe, Wälder, Dörfer, Berge und auf die Tunnel in den Alpen starrte. Aber am besten erinnere ich mich an die Menschen. Mein Vater hatte in jedem Land

Freunde, sicherlich bezeichnend für ihn als Menschen. Einige seiner Freunde waren Rabbiner, andere Pädagogen, Schriftsteller und Künstler. Sie alle waren faszinierende Charaktere. Viele Freunde meines Vaters hatten Familien mit Kindern, sodass meine Schwester und ich während der ganzen Reise Spielkameraden hatten. Wenn die anderen Kinder kein Englisch sprachen, hatten wir immer die gemeinsame Sprache des Spiels. Selbst mit meinen sieben Jahren nahm ich die Gemeinsamkeiten und Unterschiede der Menschen wahr. Es war eine wichtige Erfahrung für mich, sowohl das Vertraute als auch das Fremde zu erleben.

Ich weiß nicht, ob es eine bewusste Absicht meiner Eltern war, aber sie halfen mir, mich zu einem „internationalen Menschen" zu entwickeln. Sie haben die Unterschiede zwischen den Menschen zu etwas Spannendem statt zu etwas Erschreckendem gemacht und sie verkörperten diese Offenheit in ihrem Handeln. Es fällt mir sehr schwer, Fremdenfeindlichkeit zu verstehen, da das „Andere" mich immer fasziniert. Ich habe gehört, dass in meiner Heimatstadt New York sage und schreibe 800 Sprachen gesprochen werden. In meinem Innersten weiß ich, dass das multiethnische Gefüge der Vereinigten Staaten das ist, was sie großartig macht.

Die ersten Möglichkeiten, außerhalb der Vereinigten Staaten zu unterrichten, hatte ich Ende der 1990er-Jahre, als ich in London und in den Niederlanden *Natural-Flow-EMDR*-Workshops durchführte. Es war aufregend für mich, wieder in Europa zu sein, nicht als Kind, nicht als Tourist, sondern als Experte auf meinem Gebiet. Die ganze kulturelle Bereicherung aus meiner Jugend gab mir Auftrieb und förderte meine Leistung und meine Erfahrung. Ich begann, ein Netzwerk von internationalen Freunden aufzubauen, das sich im Laufe der Jahre entwickelte und mich später bei meinen Bemühungen unterstützte, Brainspotting rund um die Welt zu verbreiten.

Innerhalb eines Jahres, nachdem ich in Europa gelehrt hatte, unterrichtete ich *Natural Flow EMDR* in Argentinien und Israel. Eine liebe Freundin und EMDR-Trainerin, Maria Elena Aduriz, holte mich nach Buenos Aires. Die Therapeuten, die ich dort schulte, waren erstklassig und konnten mit den besten Therapeuten in New York mithalten. Ganz Südamerika, aber insbesondere Argentinien, hat eine lange, reiche Geschichte psychoanalytischer Studien und Entwicklungen. Ich habe gelesen, dass es in Argentinien mehr Psychologen pro Kopf der Bevölkerung gibt als in irgendeinem anderen Land der Welt.

Es war ein einzigartiges Erlebnis für mich, nach Israel zurückzukehren, um dort zu lehren. Ich bin in meinem Leben inzwischen zehn Mal nach Israel gereist. Das *Natural-Flow-EMDR*-Training wurde von meiner lieben Freundin Fran Yoeli organisiert. Meine Zeit in Israel war mit tiefen Gefühlen verbunden, sowohl in Zusammenhang mit den Informationen, die ich mit den Teilnehmern austauschte, als auch wegen der Tatsache, dass ich in meiner zweiten Heimat lehrte, dem Land, das mein Vater so liebte. Ich versuchte sogar, etwas Hebräisch zu sprechen, meine zweite Sprache, und war überrascht, wie gut ich mit meinem Vokabular zurechtkam.

Einen Monat, nachdem ich Brainspotting entdeckt hatte, war ich zum ersten Mal zu einem Vortrag bei einem Retreat für deutschsprachige Therapeuten auf der griechischen Insel Hydra eingeladen. Das Retreat wurde von Oliver Schubbes Institut für Traumatherapie in Berlin veranstaltet. Oliver und ich hatten uns zufällig kurz kennengelernt, als wir 1993 unser erstes EMDR-Training in New York besuchten. Auf Hydra wurden Oliver und ich schnell Freunde. Ich hielt einen Vortrag über *Natural Flow EMDR* und erwähnte Oliver gegenüber anschließend: „Ich glaube, ich habe etwas Wichtiges entdeckt. Möchten Sie, dass ich es Ihnen zeige?“ Oliver antwortete: „Super!“ und damit kam die Sache auch schon in Gang. Ich führte mit Oliver eine rudimentäre Brainspotting-Sitzung durch und fragte ihn dann, was er davon halte. Was er daraufhin sagte, habe ich seither oft wiederholt: „Brainspotting ist ein Weg, nach innen zu sehen, indem man von außen sieht.“ Er beschrieb damit gleichzeitig sowohl die erfahrungsbezogenen als auch die neurobiologischen Aspekte von Brainspotting.

***

2004, ein Jahr nach meiner Entdeckung, führte ich die ersten drei Brainspotting-Trainings in den Vereinigten Staaten durch: in Boston, New York City und Chicago. Man weiß nie, wie ein neu entwickeltes Ausbildungsprogramm läuft, bis man es durchgeführt hat. Glücklicherweise liefen die Veranstaltungen gut. Seither habe ich fast 100 Brainspotting-Trainings oder Schulungen durchgeführt. Das ursprüngliche zweitägige Brainspotting-Training wurde zur Phase 1 (Einführung); ich führte es durch, während ich die Phase 2 (für Fortgeschrittene) entwickelte. Es ist bezeichnend, dass ich die ersten Phase-2-Schulungen in Berlin und nicht in einer Stadt in den Vereinigten Staaten durchführte; es spiegelte treffend wider, dass Brainspotting gleich als eine internationale Therapiemethode eingeführt wurde.

Das erste internationale Brainspotting-Training fand 2005 in Buenos Aires statt, mit Übersetzung ins Spanische, und das erste europäische Brainspotting-Training fand sechs Monate später in Berlin statt. Diese Veranstaltungen führten dazu, dass sich erste bedeutsame internationale Brainspotting-Gemeinschaften bildeten, und beide bestehen heute nach wie vor. Nachdem Oliver Schubbe drei Jahre lang meine Brainspotting-Schulungen in Berlin gesponsert hatte, bildete ich ihn als ersten Brainspotting-Trainer neben mir aus. Mit Oliver als Trainer verbreitete Brainspotting sich dann in neue Länder und fand Anklang bei weiteren Therapeuten, ohne dass ich direkt involviert war. Dies war ein Meilenstein in der weltweiten Bewegung von Brainspotting.

Schon bald nach dem ersten Brainspotting-Training in Deutschland organisierte Fran Yoeli das erste Brainspotting-Training in Israel. Die Reaktion war ausgezeichnet und die Brainspotting-Gemeinde in Israel war geboren. Ihre Entwicklung übertraf meine kühnsten Erwartungen. Ich bin traurig, dass mein Vater den Durchbruch von Brainspotting in Israel nicht mehr erlebte, da er leidenschaftlicher Anhänger der zionistischen Idee war. Aber ich freue mich, dass meine Mutter lange genug lebte, um mitzuerleben, wie ich Brainspotting nach Israel und rund um die Welt brachte. Fran hat seither den Pioniergeist aufrechterhalten und 2011 das erste Brainspotting-Training in Griechenland durchgeführt.

Die Geschichte der internationalen Verbreitung von Brainspotting nahm eine entscheidende Wende, als Maria Elena Aduriz mich ihrer engen Freundin Esly Carvalho, Leiterin von EMDR in Brasilien, vorstellte. Esly war eine der Pionierinnen der Methode *Psychodrama*, nicht nur in Brasilien, sondern in ganz Südamerika. Esly organisierte 2007 das erste brasilianische Brainspotting-Training. Danach holte sie mich nicht nur immer wieder nach Brasilien, sondern auch in andere Länder; dadurch wurde ein bemerkenswerter Dominoeffekt ausgelöst. Sie bestand zunächst darauf, dass Santiago Jacome, Leiter von EMDR in Ecuador, mich zu einem Brainspotting-Training in Quito einlud. Wir haben seither zahlreiche Trainings in Ecuador durchgeführt und Esly hat jedes Mal für mich übersetzt. (Sie spricht fließend Englisch und Spanisch sowie Portugiesisch.) Jetzt gibt es in Ecuador eine starke Brainspotting-Gemeinde und Santiago Jacome sowie Glenda Villamarin arbeiten dort als ausgebildete Trainer. Santiago Jacome ist in den letzten Jahren zweimal nach Chile gereist, um auch dort Brainspotting-Schulungen durchzuführen.

Eslys guter Ruf als EMDR-Trainerin und Expertin reichte bis nach Portugal und Spanien, wo sie half, für EMDR den Weg zu bereiten. Durch Eslys Verbindungen wurde ich von Margarida Couto, inzwischen selbst Brainspotting-Trainerin, nach Lissabon eingeladen, um dort Schulungen durchzuführen, die wiederum von der unermüdlichen Esly übersetzt wurden. Portugal war, obwohl es so klein ist, das erste Land, in dem eine offizielle nationale Brainspotting-Organisation gegründet wurde.

Die nächste Station war Spanien, wo Esly den Kontakt zwischen mir und Mario Salvador, einem in Europa führenden Experten auf dem Gebiet der Transaktionsanalyse und der integrativen Psychotherapie, herstellte. Ich hatte die Hoffnung gehabt, dass jemand von diesem Format Brainspotting-Unterstützer würde, und es war mir eine Ehre, als es so geschah. Esly übersetzte wiederum das erste Training in Lugo. Mit Mario Salvado als Wegbereiter ist die spanische Brainspotting-Gemeinschaft eine der stärksten auf dem Kontinent geworden.

Die Geschichten der zweiten „Brainspotting-Generation" werden fortgeschrieben, nachdem Mario Salvado Brainspotting nach Rumänien brachte, wo er bereits starke Verbindungen hatte. Es gibt jetzt eine gut etablierte rumänische Brainspotting-Gemeinschaft (Mario ist wiederholt dorthin zurückgekehrt), zu der ich bisher noch keine direkte Verbindung hatte. Das Gleiche gilt für Slowenien, wo Mario Salvado Brainspotting ebenfalls vor einiger Zeit eingeführt hat.

2009 etablierte Oliver Schubbe, der Brainspotting-Pionier in Europa, eine inzwischen blühende Brainspotting-Gemeinde in Österreich, die von den Trainern Elisabeth Luitgard Peer und Thomas Weber geleitet wird. Oliver hat auch schon Schulungen in der Schweiz und in Lettland durchgeführt.

Ich mag zwar mit Brainspotting begonnen haben, aber wie ich gehofft hatte, ist es inzwischen weit über mich hinausgewachsen. Die Tatsache, dass Brainspotting weiterhin von anderen Trainern als mir in neue Länder gebracht wird, ist das beste Zeichen dafür, dass ich in dieser Hinsicht gute Arbeit geleistet habe. Unterdessen arbeite ich weiter daran, die internationale Reichweite von Brainspotting auszubauen.

2009 reiste ich nach Australien, um dort zu helfen, mit Roby Abeles zusammen eine neue Brainspotting-Gemeinschaft aufzubauen. 2012 habe ich Trainingsveranstaltungen in Großbritannien mit Philip Dutton und in den Niederlanden mit Marie-Jose Boon durchgeführt. Inzwischen ist Skandinavien am Horizont aufgetaucht, nachdem norwegische und schwedische Brainspotting-Therapeuten in anderen Teilen Europas ausgebildet wurden und es in ihre Heimatländer gebracht haben. Nach dem Stand von 2012 steht Frankreich derzeit (2013) noch auf der Liste der Länder, in denen das erste Training noch bevorsteht, aber wir haben unsere Fühler bereits ausgestreckt.

***

Das menschliche Gehirn ist ein Spiegel unseres Planeten. Das Gehirn besteht aus Regionen und jede Region besteht aus Milliarden Gehirnzellen. Alle diese Neuronen sind durch eine Billiarde Verbindungen miteinander vernetzt. Die Welt hat etwa 200 Länder und eine Bevölkerung von sieben Milliarden Menschen. Wir alle stammen von einem gemeinsamen Vorfahren ab. Dank der heutigen Technologie können wir jederzeit mit jedem rund um den Globus kommunizieren. Es ist ganz natürlich, dass Brainspotting ein internationales Phänomen ist. So verschieden Menschen auch sein können, unsere Gehirne sind im Wesentlichen gleich. Die menschliche Reaktion auf Brainspotting ist universal. Wenn Traumata aus der Vergangenheit abklingen, können wir die Gegenwart frei von ihren Schatten erleben. Wir können von da an wir selbst sein. Wir können mit Neugier nach vorne schauen.

Die Internationalisierung von Brainspotting ist für mich wie ein Traum, der wahr geworden ist. Der relationale Aspekt des Dual-Attunement-Rahmens wird von Mensch zu Mensch und von Land zu Land weitergegeben. Therapeuten experimentieren jeden Tag kreativ mit Brainspotting. Ich warte darauf, dass jemand eine Erleuchtung hat, die derjenigen gleichkommt, die ich mit Karen, der Eiskunstläuferin, hatte oder die über diese hinausgeht. Das kann in den Vereinigten Staaten oder in Slowenien oder in einem Land sein, in dem es Brainspotting bisher noch gar nicht gibt. Nichts bleibt gleich; es liegt in der Natur der Sache, dass sich alles verändert. Bewegung entspricht der *menschlichen* Natur und der *universalen* Natur. Und Bewegung liegt in der Natur des Gehirns.

Schlusswort

Die Zukunft von Brainspotting

Brainspotting unterscheidet sich in verschiedener Hinsicht von anderen Psychotherapien und Heilmethoden. Es nutzt strategisch das Gesichtsfeld des Klienten, um Zugang zu den Fähigkeiten des Gehirns zu erhalten, sich selbst zu scannen und selbst zu heilen. Es postuliert, dass die Psychologie ein Spiegel der Physiologie ist und dass physiologische Ansätze psychologische Konsequenzen haben können. Es macht sich den menschlichen Überlebens- und Anpassungstrieb einerseits bewusst zunutze und löst andererseits auch Blockaden dieses Triebs.

Beim Brainspotting wird sowohl anerkannt als auch begrüßt, dass wir auf einem Gebiet der Ungewissheit arbeiten, wo wir nur einen Bruchteil dessen wissen, was es über das innere Universum des menschlichen Gehirns zu erfahren gibt. Brainspotting-Therapeuten wissen, dass die einzigen Lösungen für die Probleme, mit denen Klienten zur Therapie kommen, in den Klienten selbst liegen. Brainspotting umfasst ein ganzes Spektrum möglicher Interventionen mit Klienten, entsprechend ihren Bedürfnissen, von der am stärksten auf Aktivierung beruhenden bis hin zur am stärksten ressourcengestützten Nutzung der Augenpositionen und der körperlichen Erfahrung. Es ist konkret und bewusst darauf angelegt, in andere Methoden integriert zu werden.

Und schließlich integriert Brainspotting die relationale und die neurobiologische Einstimmung des Therapeuten auf den Klienten vollständig. Der Brainspotting-Therapeut hört auf die Worte und die körperliche Erfahrung des Klienten und beobachtet dessen Augen, Gesicht und Körper, um nach Reflexreaktionen Ausschau zu halten. Brainspotting basiert auf der Idee, dass das menschliche System sich selbst heilt und dass die Rolle des Therapeuten darin besteht, einen Rahmen zu etablieren und aufrechtzuerhalten, der die Fähigkeiten des Klienten zur Selbstheilung fördert und nutzt.

Brainspotting ist auf Effizienz ausgelegt. Jede Sitzung ist wichtig und jede Sitzung steht für sich allein. Ich bezeichne dieses Konzept gerne als „Start-Ziel-Sieg". Dieser Begriff, der aus dem Kontext von sportlichen Rennen stammt und bedeutet, dass jemand vom Anfang bis zum Ende des Rennens führt, spiegelt die Bedeutung jedes fokussierten, bewussten Momentes vom Beginn bis zum Ende jeder Sitzung wider. Eine laserähnliche Effizienz ist möglich, wenn Sie mit einem Brainspot verarbeiten, da er die Aufmerksamkeit des Gehirns genau auf *die* Gehirnregion gerichtet hält, die geheilt werden muss.

Ein weiteres hervorstechendes Konzept von Brainspotting ist, dass Heilung nicht nur in den Sitzungen, sondern auch zwischen den Sitzungen stattfindet. Eine Woche hat schließlich 168 Stunden und jeder Sitzung wird nur eine Stunde gewidmet. Wie könnte Veränderung überhaupt in einem so kleinen Bruchteil unseres Lebens stattfinden? Ich bezeichne diese etwas andersartige Einstellung zu Zeit und zu Veränderungen in der Therapie gerne als „Buchstützen-Haltung", weil die wöchentlichen Brainspotting-Sitzungen als eine Art „Buchstützen" für die fortlaufende Verarbeitung und Veränderung angesehen werden, die während der Woche beim Klienten stattfinden. Bei dieser Einstellung werden die Brainspotting-Sitzungen oder „Buchstützen" als Chancen, als Gelegenheiten gesehen, Veränderungen zu unterstützen oder zu erleichtern, die stattfinden, wenn die Sitzung vorbei ist. Die jeweilige Folgesitzung beginnt mit einem Rückblick auf die Veränderungen und einer Verstärkung der Veränderungen, die in der vorhergehenden Woche eingetreten sind, und konzentriert sich dann darauf, diese Veränderungen in der bevorstehenden Woche fortzusetzen (womit eine weitere Buchstütze zur Verfügung gestellt wird).

Was Brainspotting aber eindeutig von anderen Therapien unterscheidet, ist die Tatsache, dass es als Durchgangsstation, als eine Etappe auf dem Weg zwischen dem Punkt ausgelegt ist, bis zu dem die Psychotherapie allgemein gekommen ist, und dem Punkt, den sie anstrebt. Die Durchbrüche, die mit Brainspotting als Ansatz erzielt wurden, sind nicht dazu gedacht, auf dem Gebiet psychischer Gesundheit für immer Bestand zu haben; sie sollen vielmehr neue theoretische Perspektiven und Wege zu klinischen Entdeckungen öffnen, die Brainspotting am Ende vielleicht überflüssig machen.

Die nächste Entdeckung in der Psychotherapie, jenseits von Brainspotting, geschieht möglicherweise in der Praxis eines Therapeuten in irgendeinem fernen Winkel der Welt, der eine herausragende Erfahrung macht, wie ich sie bei Karen, der Eiskunstläuferin, gemacht habe. Oder vielleicht ergibt sich der nächste therapeutische Durchbruch auch in einem Forschungslabor oder in einer Klinik, wenn Forscher Aufnahmen mit fMRT (funktionelle Magnetresonanztomografie) oder QEEG (quantitative Elektroenzephalografie) vom Gehirn von Menschen untersuchen, die eine Brainspotting-Therapie gemacht haben.

Im Rahmen eines Forschungsprojekts habe ich mit einem Team von Gehirnforschern bereits eine Brainspotting-Sitzung mit einem Klienten in einem fMRT-Scanner an einer Top-Universitätsklinik in Arkansas durchgeführt. Wir sind dabei, die Wirkung von Brainspotting auf das Gehirn von Trauma-Überlebenden zu untersuchen. Dieser erste Versuch führte zu vielversprechenden, wenn auch vorläufigen Ergebnissen und wir bemühen uns jetzt, weitere Versuche mit mehr Versuchspersonen durchzuführen.

Der österreichische Brainspotting-Trainer Thomas Weber ist dabei, eine große QEEG- und fMRT-Studie über Brainspotting an der renommierten *Medizinischen Universität Wien*, einer Forschungsinstitution mit Weltruf, zu entwickeln. An der *University of Pittsburgh School of Medicine* werden derzeit Gespräche geführt, um eine Studie zu entwickeln, bei der untersucht wird, wie die Pupillen der Augen bei Brainspotting-Sitzungen reagieren. Die ersten Ergebnisse, die von einer internationalen psychologischen Studie vorliegen, bei der die Wirksamkeit von Brainspotting mit der Wirksamkeit von EMDR verglichen wird – eine Studie, die in Zusammenarbeit von Dr. Mark Stemmler (Inhaber des Lehrstuhls für Psychologische Diagnostik am Institut für Psychologie der Universität Erlangen, Deutschland) und mir durchgeführt wird – haben mich begeistert.

In Schottland hat Dr. Frank Corrigan einen detaillierten Zeitschriftenartikel veröffentlicht, in dem er die neurobiologische Untermauerung von Brainspotting erörtert. Er ist davon überzeugt, dass Brainspotting direkten Zugang zu einer Region des Hirnstamms hat und diese heilt (die Region zwischen *den* Teilen des Gehirns, die als *Colliculus superior* und *Periaquäduktales Grau* (PAG) bezeichnet werden), die seiner Meinung nach das „Kern-Selbst" beherbergt.

***

Mein Hauptinteresse und auch dasjenige anderer Mitstreiter in der wachsenden Brainspotting-Gemeinschaft sind nicht die Macht- und Kontrollfragen, die in *allen* Organisationsstrukturen aufzukommen scheinen. Seit Beginn meiner Laufbahn habe ich erlebt, dass Organisationen, die mit besten Absichten angefangen haben, schließlich ihre ursprünglichen Absichten aus den Augen verloren und unabsichtlich Selbsterhaltung und Expansion zu ihren Hauptzielen gemacht haben. In der Brainspotting-Gemeinde ist mein Hauptinteresse relational, beziehungsorientiert; was mich interessiert, ist das wachsende Netzwerk an Beziehungen zwischen Brainspotting-Therapeuten und Brainspotting-Gruppierungen.

Die Beziehung ist der eigentliche Kern sowohl des Brainspotting-Behandlungsprozesses zwischen Klient und Therapeut als auch der wachsenden weltweiten „Gemeinde" von Brainspotting-Therapeuten. Organisationen sind wichtig und jedes Land, in dem Brainspotting gelehrt wird, hat seine eigene Brainspotting-Organisation aufgebaut oder ist dabei, sie zu entwickeln. Ich bemühe mich jedoch sehr, sicherzustellen, dass Brainspotting nicht in die Falle gerät, so strukturiert zu werden, dass die *Organisationen* den *relationalen* Anspruch von Brainspotting überschatten.

Wir hoffen, in Zukunft Brainspotting auf jedem Kontinent, wo wir bereits Trainingsveranstaltungen durchgeführt haben, in neuen Ländern einzuführen. Außerdem haben wir definitiv vor, Brainspotting auch in Afrika und Asien zu etablieren, wo bisher noch keine Schulungen stattgefunden haben.

Darüber hinaus erweitere ich außerdem die Lernmöglichkeiten sowohl für neue als auch für erfahrene Brainspotting-Therapeuten. Auch wenn bereits sehr viel Zeit, Gedanken und Entwicklungen in das Grundtraining Phase 1 und 2 investiert wurde, arbeite ich kontinuierlich weiter daran, sie zu erneuern und zu aktualisieren. 2011 habe ich ein Training Phase 3 für die fortgeschrittensten Brainspotting-Therapeuten mit aufgenommen; es beschäftigt sich mit der Leistungs- und Kreativitätserweiterung und schließt Demonstrationen mit einem Sportler und einem Schauspieler mit ein, der vor und nach seinem Brainspotting-Schauspiel-Coaching einen Monolog vorträgt. Lisa Schwarz hat ihr eigenes Training für Fortgeschrittene beim Ressourcenmodell von Brainspotting und dessen Anwendungen bei der Arbeit mit sehr komplexen Trauma- und dissoziativen Störungen entwickelt.

Das Training für besonders weit fortgeschrittene Therapeuten, das ich durchführe, bezeichne ich als „Intensivtraining". Es umfasst fünf volle Tage, und die Teilnehmerzahl ist auf maximal zwölf Brainspotting-Therapeuten begrenzt. Die Bezeichnung „intensiv" trifft den Kern sehr genau, da es für die Teilnehmer persönlich eine Herausforderung ist. Zwölf Selbsterfahrungssitzungen werden jeweils in der Mitte des Gruppenkreises durchgeführt; jeder Teilnehmer hat die Chance, einmal Klient und einmal Brainspotting-Therapeut zu sein. Ich sitze neben dem Therapeuten und leite ihn an, in einer sehr offenen und kreativen Weise zu arbeiten (*free form Brainspotting*) – so, wie ich in meiner eigenen Praxis arbeite. Beim Intensivtraining ist nicht nur der Lerneffekt tiefgreifend, auch die persönlichen Erfahrungen der Heilung sind stark.

Bisher habe ich 15 Intensivtrainings auf der ganzen Welt durchgeführt. Mein ultimatives Ziel wäre, Brainspotting im Rahmen eines Lehrplans zu lehren, in Form von Kursen wie an einer Universität. Ich habe festgestellt, dass es gut ist, junge Therapeuten früh in ihrem beruflichen Werdegang mit Brainspotting bekannt zu machen, da Anfänger für den Dual-Attunement-Rahmen offener sind und ihn mehr benötigen.

***

Für Sie als Leserin oder Leser stellt dieses Buch den Anfang einer Brainspotting-Reise dar, die für Sie einzigartig ist. Vielleicht suchen Sie sich einen Brainspotting-Therapeuten und arbeiten mit ihm, um persönlich zu heilen oder um Ihre Leistung oder Kreativität zu erweitern. Egal, was der nächste Schritt auf Ihrer Reise sein mag, Sie werden ihn mit mehr Achtsamkeit und in dem Bewusstsein unternehmen: „Wohin wir schauen, das hat Einfluss darauf, wie wir uns fühlen.“

Anhang

Danksagungen

Mein tief empfundener Dank geht an die Mitarbeiter des amerikanischen Verlags *Sounds True* für ihre Unterstützung bei dem Bemühen, dieses Buch Realität werden zu lassen. Danke, Tami Simon, dass Sie mich in diesem kreativen Prozess bestärkt haben! Großen Dank schulde ich auch meiner Lektorin Amy Rost für die zahllosen Stunden, in denen sie mir geholfen hat, das Buch in eine flüssige und schlüssige Form zu bringen. Ihrer Geduld und Kompetenz habe ich die ausgezeichnete Zusammenarbeit zu verdanken, die bisweilen sogar Spaß machte. Zu danken habe ich auch Jennifer Holder, dass sie die Endkorrektur übernommen und das Buch zum Abschluss gebracht hat.

Dank gebührt ebenso meiner Assistentin Laurie Delaney, die meine Arbeit mit Kompetenz, Hingabe, Loyalität und aufmunternden Worten unterstützt hat. Meine Wertschätzung möchte ich auch für Lisa Schwarz zum Ausdruck bringen, die die Natural-Flow-Trainings ermöglicht hat, die Grundlage für die Brainspotting-Trainings waren. Sie beeindruckt und ehrt mich mit den unzähligen Entwicklungen, mit denen sie Brainspotting und ihr ausgezeichnetes Training bereichert, das so vielen Therapeuten in den Vereinigten Staaten und darüber hinaus zugutekommt.

Mein Dank gilt ferner Oliver Schubbe, der es wagte, sich auf mich einzulassen, und zum Brainspotting-Pionier in Europa wurde. Besonders danken möchte ich auch Pie Frey, die Brainspotting selbstlos gefördert und die Rocky-Mountain-Region in Colorado zu einer Bastion von Brainspotting gemacht hat. Tiefe Dankbarkeit schulde ich Esly Carvalho, die Brainspotting als Erste nach Brasilien brachte und es dann weiter nach Ecuador, Portugal und Spanien verbreitete. Ebenso danke ich Mario Salvador für seinen Einsatz bei der Entwicklung von Brainspotting in Spanien und dafür, dass er es dann nach Rumänien, Slowenien und Bosnien brachte. Herzlichen Dank auch an Fran Yoeli, die Brainspotting nach Israel brachte und seine Einführung in Griechenland zusammen mit Tessa Pratos unterstützte. Vielen Dank an Glenda Villamarin und Santiago Jacome für ihre Brainspotting-Arbeit in Ecuador und Chile. Mein Dank geht an Maria Elena Aduriz dafür, dass sie für mich den Weg in Argentinien und Südamerika gebahnt hat. Dank sagen möchte ich ebenso Elisabeth Luitgard-Peer und Thomas Weber dafür, dass sie Brainspotting in Österreich entwickelt haben. Außerdem danke ich Philip Dutton und Marie-Jose Boon, die Brainspotting nach Großbritannien und in die Niederlande gebracht haben. Und mein Dank geht an alle meine Brainspotting-Trainer, auch in den Vereinigten Staaten, für ihr Engagement: Roberto Weisz, Ruby Gibson, Ron Schwenkler und Margo Nacey; Margarida Cuoto, Luciana Caruso, Constanze Wiland-Horn, Birgit Koenig, Christa Ludwig-Trendel, Christian Knorr und Alexander Reich.

Zu tiefem Dank verpflichtet fühle ich mich auch Robert Scaer für seine persönliche und berufliche Unterstützung. Ebenso danke ich Norman Doidge für seine wertvolle Hilfe. Danken möchte ich Uri Bergmann für seine Freundschaft und dafür, dass er mir alles beigebracht hat, was ich über das Gehirn weiß. Danke auch an Chaya Kaufmann dafür, dass sie mich die wahre Bedeutung des Wortes „Mut" gelehrt hat. Ebenso danke ich Mark Stemmler für seine unerschütterliche Arbeit an der Grundlagenforschung für Brainspotting, Frank Corrigan für seine Studien über die Neurobiologie von Brainspotting und ebenso Rob Polishook und Alan Goldman für ihre Hilfe bei der Entwicklung des Sporttrauma-Modells.

Mein Dank gilt auch meiner „Brainspotting-Familie", zu der Christine Ranck, Martha Jacobi, Cynthia Schwartzberg, Deborah

Antinori, Susan Pinco, Kathy Heeg, Alecia Ralson, Tom Taylor, Susan Dowell, Russ Camarda, Sjoerd DeJongh, Terrie Williams, Elyse Kirsch, Laura Hillesheim, Earl Poteet, Annette Goodman, Sylvia Guz, Andre Monteiro, Calder Kaufmann, Diane Israel, Iria Salvador, Connie Konikoff, Cecile Kossman, Petra Riedel, Erika Thorkildsen und Barbro Andersen gehören.

Mein herzlichster Dank geht an meine Frau Nina, die alles mit mir durchgemacht hat – darunter zahllose Stunden beim Schreiben und Redigieren dieses Buches am Esszimmertisch. Alles Liebe auch meinem Sohn Jonathan für seinen Humor und seine Inspiration, die er aus allem mitgenommen hat, was er überlebt hat. Danke schließlich meinem Vater für seinen Zeigestab, der mir (im wörtlichen wie im übertragenen Sinne) meinen Weg zeigt.

David Grand

Erläuterung der Fachbegriffe

Beachten Sie bitte, dass manche Begriffe in diesem Glossar nur im Zusammenhang mit Brainspotting verwendet werden, während andere allgemein benutzt werden. Diese Begriffe des allgemeinen Gebrauchs haben im Zusammenhang mit Brainspotting jedoch in der Regel eine spezifische Bedeutung.

Aktivieren: Bewusst unser inneres emotionales und körperliches Erleben intensivieren, indem wir uns auf das konzentrieren, was uns belastet. Wir aktivieren uns in der Vorbereitungsphase, um einen Brainspot zu finden.

Aktivierung: Ein generischer, allumfassender Begriff, der beschreiben soll, wie wir die Intensivierung von Emotionen oder von körperlichen Empfindungen wahrnehmen, wenn wir unsere Aufmerksamkeit auf das richten, was auch immer uns belasten mag.

Aktivierungsauge: Beim Ein-Auge-Brainspotting ist dies dasjenige Auge, bei dem während einer Exposition, bei der das andere Auge verdeckt ist, das höhere Maß an Aktivierung hervorgerufen wird. Das Aktivierungsauge wird genutzt, wenn Klienten mehr Fokussierung und/oder eine höhere Aktivierung brauchen.

Aktivierungsmodell: Das Grundmodell von Brainspotting bei Klienten, die ein *höheres* Maß an Aktivierung gut tolerieren können. Das Aktivierungsmodell steht im Kontrast zum Ressourcenmodell.

Äußeres-Fenster-Brainspotting: Das ursprüngliche Brainspotting-Modell, bei dem der Therapeut die Augenpositionen lokalisiert und nutzt, indem er „von außen“, in den Augen, im Gesicht oder am Körper des Klienten Reflexreaktionen beobachtet.

BioLateral Sound: Sanfte Naturklänge und heilende Musik, die so programmiert sind, dass sie von einem Ohr zum anderen hin und her wechseln. Der *BioLateral Sound* ist auf CD und als MP3-Download erhältlich und wird als Hintergrund zur Unterstützung des Brainspotting-Prozesses eingesetzt.

Dual Attunement: Die simultan erfolgende Einstimmung des Brainspotting-Therapeuten auf den Prozess des Klienten in der Behandlungsbeziehung *und* auf die Gehirn-Körper-Reaktion des Klienten, während dieser auf einen Brainspot starrt. *Dual Attunement* ist die Grundlage des Brainspotting-Prozesses.

Dual-Attunement-Rahmen: Der Rahmen, der dem Klienten durch die simultan erfolgende Einstimmung des Therapeuten auf die Beziehung und den Brainspot geboten wird, um ihn aufzufangen. Dieser Rahmen ermöglicht es dem Klienten, die natürliche Anpassungsfähigkeit seines Nervensystems wirksam zu nutzen, um das zu lokalisieren, was noch nicht geheilt ist, und es im Innern zu lösen.

Ein-Auge-Brainspotting: Das Brainspotting-Modell, bei dem ein Auge abgedeckt und das andere exponiert wird. Bei *einem* seiner beiden Augen empfindet der Klient das höchste Maß an Aktivierung (das „Aktivierungsauge“) und bei dem anderen Auge das höchste Maß an ruhigem Geerdetsein (das „Ressourcenauge“). Sobald der Unterschied ermittelt ist, kann der Therapeut den Klienten anleiten, das für die Verarbeitung am besten geeignete Augen zu nutzen; dies hängt von den Bedürfnissen des Klienten im jeweiligen Augenblick ab.

EMDR: *Eye Movement Desensitization and Reprocessing*, ein von Francine Shapiro Ende der 1980er-Jahre entwickeltes Behandlungsmodell. Es kombiniert Augenbewegungen und andere Formen der bilateralen Stimulation mit bestimmten therapeutischen Verfahrensweisen. EMDR ist eingehend erforscht und wird bei Traumata und anderen psychischen Belastungen erfolgreich eingesetzt.

Erweiterungsmodell: Hierbei wird Brainspotting genutzt, um Leistungen, Kreativität und Selbsterfahrungen zu fördern und zu steigern. Essenzieller Bestandteil des Erweiterungsmodells ist die Überzeugung, dass das menschliche Wachstumspotenzial unendlich ist.

***Felt Sense*:** Dieser von Eugene Gendlin geprägte Begriff bezeichnet etwas zunächst Undefinierbares, das im Körper gefühlt, gespürt, empfunden wird und sich verbal nicht adäquat ausdrücken lässt. [*Felt Sense* heißt auf Deutsch etwa so viel wie: die körperlich wahrnehmbare Bedeutung eines Themas. Anm. d. Verlags]

Fokussierte Achtsamkeit: Die spezifische Form der Achtsamkeit oder Verarbeitung, die beim Brainspotting genutzt und so genannt wird, weil sie bei *dem* Klienten eintritt, der sich in einem Zustand fokussierter Aktivierung befindet oder der in Hinsicht auf ein bestimmtes Problem oder eine bestimmte Erinnerung aktiviert wird. (Siehe auch „fokussierte Aktivierung" und „Verarbeitung".)

Fokussierte Aktivierung: Der Zustand, der durch den Vorbereitungsprozess beim Brainspotting (Aktivierung, Bewertung des SUDS-Grads und Körperbewusstsein) erreicht wird. Die fokussierte Aktivierung hilft dem Therapeuten und dem Klienten, den Brainspot zu lokalisieren, und führt zu fokussierter Achtsamkeit. Der Theorie zufolge führt eine Aktivierung der Emotionen und körperlichen Empfindungen, die um ein Problem oder eine Situation herum auftritt, zu einer stärker fokussierten Gehirnaktivität.

Gesichtsfeld: Das Gesichtsfeld bezeichnet den Bereich der beobachtbaren Welt, den man im jeweiligen Moment sehen kann. Das Gesichtsfeld ist auch der Bereich, in dem die Brainspots beim Klienten lokalisiert sind.

Inneres-Fenster-Brainspotting: Das Brainspotting-Modell, bei dem der Klient *innerlich* die Augenpositionen identifiziert, die am stärksten aktiviert sind, sowohl horizontal (auf der x-Achse) als auch vertikal (auf der y-Achse).

Konvergenz-Brainspotting: Schnelles Hin-und-her-Wechseln (alle drei bis zehn Sekunden) zwischen nah und fern (auf der z-Achse) bei einem Brainspot. Beim Konvergenz-Brainspotting wird der okulokardiale Reflex aktiviert, was zu einer schnellen, tiefen Verarbeitung führt.

Körperressource: Die Stelle im oder am Körper, an der wir uns am ruhigsten und am meisten geerdet fühlen. Die Körperressource ist die Grundlage des Ressourcenmodells von Brainspotting und wird genutzt, um den Ressourcen-Brainspot zu finden.

Leistungsbedingtes Trauma: Ein Trauma, das beim Training für eine Leistung oder einen Auftritt oder bei der Leistung oder dem Auftritt selbst eintritt. Bei solchen Traumata kann es sich um physische Verletzungen, um Versagen oder Demütigungen handeln. Leistungsbedingte Traumata bauen sich im Nervensystem von Kindheit an auf und führen am Ende zu Leistungsblockaden oder Leistungsängsten.

Parasympathische Verarbeitung: Die Verarbeitung, die erfolgt, während das parasympathische (beruhigende) Nervensystem gleichzeitig aktiviert ist. Die parasympathische Verarbeitung wird beim

Ressourcenmodell von Brainspotting für sehr verletzliche Klienten und für Klienten mit traumabedingten Dissoziationen genutzt.

Ressourcenauge: Beim Ein-Auge-Brainspotting ist dies das Auge, das, wenn es exponiert wird, während das andere abgedeckt ist, das geringste Maß an Aktivierung hervorruft. Das Ressourcenauge wird genutzt, wenn Klienten stärker aufgefangen und gehalten werden müssen und/oder wenn eine geringere Aktivierung erforderlich ist.

Ressourcen-Brainspot: Der Brainspot, der der Körperressource entspricht (der Stelle in oder an unserem Körper, wo wir uns am ruhigsten und am meisten geerdet finden).

Ressourcenmodell: Dasjenige Brainspotting-Modell, das bei Klienten benutzt wird, die das Aktivierungsmodell zu aufwühlend oder intensiv finden. Die Körperressource ist die Grundlage des Ressourcenmodells von Brainspotting und wird genutzt, um den Ressourcen-Brainspot zu finden. Das Ressourcenmodell ist von Lisa Schwarz stark erweitert worden.

Somatic Experiencing **(SE):** Eine Methode, Zugang zu den Ressourcen des Körpers zu erhalten und sie zu verfolgen, um die Heilung eines Traumas zu unterstützen. SE wurde von Peter Levine entwickelt und nutzt das Pendeln oder Hin-und-her-Bewegen zwischen den Bereichen der Stärke (dem „heilenden Strudel") und der Verletzlichkeit (dem „Trauma-Strudel"), um dem Nervensystem zu helfen, das erstarrte Trauma zu bewältigen und zu heilen.

Sporttrauma: Siehe „leistungsbedingtes Trauma".

Verarbeitung / Verarbeitungsprozess: Der Prozess, in dem ein Klient Erfahrungen, Erinnerungen, Gedanken, Emotionen oder Körperempfindungen Schritt für Schritt innerlich (wieder-) erlebt und beobachtet – mit dem Ziel, eine Änderung in der Wahrnehmung oder Einstellung zu erreichen. Bei Brainspotting erfolgt diese Verarbeitung in einem Zustand der fokussierten Aktivierung und wird daher als fokussierte Achtsamkeit bezeichnet.

Literaturhinweise

Badenoch, Bonnie (2008): *Being a Brain-Wise Therapist: A Practical Guide to Interpersonal Neurobiology*, New York: W. W. Norton; dt. Ausgabe: *Gehirn und Psyche: Interpersonelle Neurobiologie als Grundlage einer erfolgreichen therapeutischen Praxis,* Freiburg: Arbor, 2010

Bergmann, Uri (2012): *Neurobiological Foundations for EMDR Practice,* New York: Springer

Doidge, Norman (2007): *The Brain That Changes Itself: Stories of Personal Triumph from the Frontiers of Brain Science,* New York: Penguin Books

Grand, David (2001): *Emotional Healing at Warp Speed: The Power of EMDR,* New York: Harmony; dt. Ausgabe: *EMDR – Ein Durchbruch in der Psychotherapie,* Wien: Passagen-Verlag, 2012

Grand, David & Alan Goldberg (2011): *This Is Your Brain on Sports: Beating Blocks, Slumps and Performance Anxiety for Good!,* Indianapolis: Dog Ear Publishing

Martinez-Conde, Susand & Stephen L. Macknik (2007): "Windows on the Mind", in: *Scientific American*, 297 Nr. 2 (August): S. 56–63

Scaer, Robert (2007): *The Body Bears the Burden: Trauma, Dissociation, and Disease,* New York: Routledge

Scaer, Robert (2005): *The Trauma Spectrum: Hidden Wounds and Human Resiliency*, New York: W. W. Norton; dt. Ausgabe: *Das Trauma-Spektrum. Verborgene Wunden und die Kraft der Resilienz.* Lichtenau (Westfalen): Probst, 2013

Siegel, Daniel (2012): *Pocket Guide to Interpersonal Neurobiology: An Integrative Handbook of the Mind,* New York: W. W. Norton

Schiffer, Fredric (1997): *Of Two Minds: A New Approach For Better Understanding and Improving Your Emotional Life,* London: Pocket Books; dt. Ausgabe: *Eine Brille für die Seele: Die neue Dual-Brain Psychology und ihre Anwendung bei Ängsten, Konflikten und Belastungen,* Kirchzarten: VAK, 2007

Nützliche Informationsquellen

- Unter www.brainspotting.com gelangen Sie auf die offizielle (englischsprachige) Website von David Grand. Hier finden Sie umfassende Informationen über Brainspotting in den Vereinigten Staaten und rund um die Welt, außerdem Videos von David Grand und Robert Scaer, die über Brainspotting sprechen, sowie einen „Inside View" von Brainspotting, der von einem Klienten geschrieben wurde.
- Unter www.biolateral.com finden Sie Informationen zum Kauf von CDs und zum Herunterladen von MP3-Dateien von *BioLateral Sound*, DVD-Trainings von Brainspotting Phase 1 und 2 sowie Artikel und einen Audio-Beitrag über David Grands Arbeit mit dem Catcher Mackey Sasser von den *New York Mets*.
- Unter www.brainspottinginternational.org finden Sie Informationen über Brainspotting-Organisationen in Europa, dem Nahen Osten, Südamerika und Australien.
- Unter www.lisaschwarz.com erreichen Sie die Website der Psychologin und Brainspotting-Trainerin Lisa Schwarz, auf der umfassende Informationen über Ressourcen-Brainspotting zu finden sind.
- Wenn Sie Brainspotting-Therapeuten suchen, …
  … benutzen Sie am besten einfach eine Internetsuchmaschine.
  Oder Sie besuchen die (in vielen Sprachen verfügbare) Website:
  www.brainspottinginternational.org
  Klicken Sie am Seitenende der deutschen Version auf den Button „Finden Sie einen Therapeuten".

Stichwortverzeichnis

Über den Autor

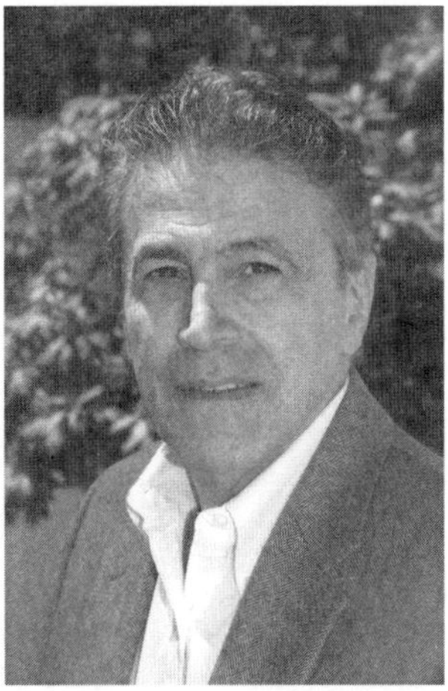

David Grand (PhD) arbeitet als Psychotherapeut in privater Praxis in Manhattan. Er erwarb seinen Doktortitel an der *International University.* Zu seinen Klientinnen und Klienten gehören viele erfolgreiche Fernseh-, Film- und Theaterschauspieler, Profisportler, Führungskräfte aus der Wirtschaft sowie Überlebende von Katastrophen mit schweren Traumata (etwa im Gefolge der Terroranschläge vom 11. September 2001 und des Hurrikans *Katrina*) oder Kriegsveteranen, die im Irak und in Afghanistan im Einsatz waren.

Der Begründer von Brainspotting ist jedes Jahr für mehrere Monate weltweit unterwegs, um Vorträge zu halten und Therapeuten in der Anwendung von Brainspotting auszubilden. Er ist Autor von *EMDR – Ein Durchbruch in der Psychotherapie*, außerdem Regisseur und Produzent des Dokumentarfilms *Come Hell or High Water* sowie Autor des Stückes *I Witness.* In den USA ist er durch Fernsehinterviews sowie durch Veröffentlichungen etwa in der *New York Times* und der *Washington Post* bekannt geworden. Weitere Informationen unter: www.brainspotting.com

Video mit David Grand auf YouTube:
www.youtube.com/watch?v=1OaDQqxV4Cg&feature=youtu.be

Frederic Schiffer:

Eine Brille für die Seele

Die neue Dual-Brain-Psychology und ihre Anwendung bei Ängsten, Konflikten und Belastungen

Leseprobe: www.vakverlag.de

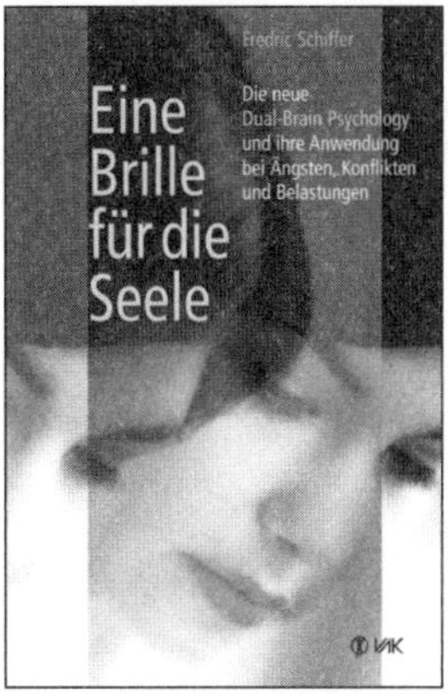

Dies ist die spannende Geschichte einer frappierenden Entdeckung: Es gibt eine Brille für die Seele. Diese Brille kann sich sogar jeder selbst herstellen. Und die Methode funktioniert ganz einfach: Mit der „Seelenbrille" wird ein Teil des Blickfeldes eingeschränkt – so werden gezielt spezifische Gehirnbereiche aktiviert, andere blockiert. Auf diese Weise gewinnen wir Zugang zu verschiedenen Bewusstseinszuständen oder bestimmten Persönlichkeitsanteilen, die die Welt und auch die eigenen Probleme aus einer anderen Perspektive beleuchten.

288 Seiten, 6 Abbildungen, Hardcover (15 x 21,5 cm)
ISBN 978-3-935767-93-4

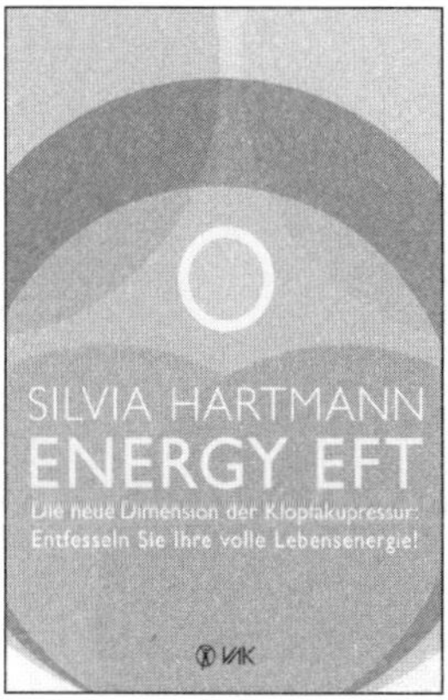

Silvia Hartmann:

Energy EFT

Die neue Dimension der Klopfakupressur: Entfesseln Sie Ihre volle Lebensenergie!

Leseprobe: www.vakverlag.de

Silvia Hartmanns Weiterentwicklung der ursprünglichen EFT-Methode geht weit über bekannte „Klopfmethoden" hinaus: Bisher haben Sie mit EFT Ihre Probleme einfach nur „weggeklopft". Jetzt verwenden Sie die neue *Energy EFT*-Klopfsequenz, um *mehr* Energie aufzubauen – also nicht bloß „weg" vom Problem, sondern hin zur positiven Seite der energetischen Skala, zu neuer Energie und Lebenskraft! Ein „Muss" für alle EFT-Anwender, mit zahlreichen konkreten Anwendungsbeispielen.

336 Seiten, 18 Abbildungen, Paperback (15 x 21,5 cm)
ISBN 978-3-86731-125-0

Bradley Nelson:

Der Emotionscode

So werden Sie krank machende Emotionen los

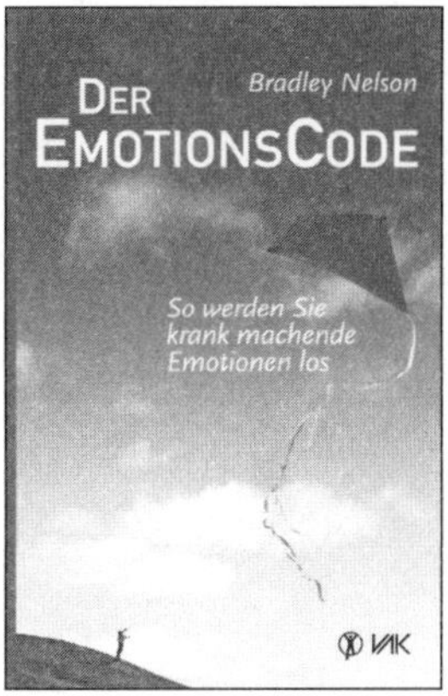

Emotionen beeinflussen unser Denken, unser Handeln und unsere Beziehungen. Emotionale Blockaden können Schmerzen, Funktionsstörungen und Krankheiten auslösen. Die in diesem Buch beschriebene Selbsthilfemethode zeigt Ihnen, wie Sie solche festsitzenden Emotionen lokalisieren und mithilfe eines Magneten, der dem Körper einen ausgleichenden Regulationsimpuls gibt, einfach auflösen. So können Sie zunächst unklare Beeinträchtigungen rasch beseitigen und körperliche Beschwerden beenden. Dieses umfassende Einführungsbuch ihres Begründers beantwortet alle Fragen zu Hintergrund, Wirkung und praktischer Anwendung der Emotionscode-Methode.

312 Seiten, zahlreiche Abb., Paperback (13 x 20,5 cm)
ISBN 978-3-86731-076-5

Abonnieren Sie unseren Newsletter (gratis) unter: www.vakverlag.de

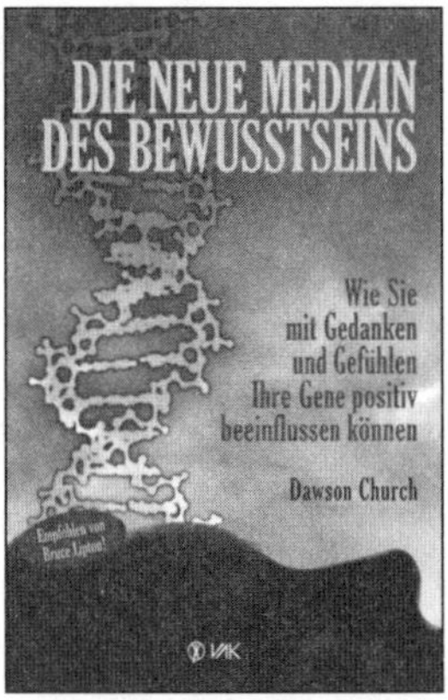

Dawson Church:

Die neue Medizin des Bewusstseins

Wie Sie mit Gedanken und Gefühlen Ihre Gene positiv beeinflussen können

Leseprobe: www.vakverlag.de

Unsere Gene sind kein Schicksal, das berichtete das Magazin GEO. Jedes einzelne Gen verfügt über „Schalter", wodurch es „an- oder ausgeknipst" werden kann. Diese neue „Medizin des Bewusstseins" konnte wissenschaftlich belegt werden und bedeutet: Nicht die Gene bestimmen Persönlichkeit und Krankheitsrisiken, sondern die „Schalter", die wir selbst positiv beeinflussen können: durch unser Denken, unsere Gefühle, unseren Lebensstil – von Affirmationen, über Beten und Meditieren bis hin zur Klopfakupressur.

Jetzt in überarbeiteter und stark erweiterter Neuausgabe!

392 Seiten, 80 Fotos und Abbildungen, Paperback (15 x 21,5 cm)
ISBN 978-3-86731-086-4

Dr. med. Dietrich Klinghardt, Amelie Schmeer-Maurer:

Handbuch der Mentalfeld-Techniken

Bilder, Klopfakupressur und heilende Sätze in der Praxis

Leseprobe: www.vakverlag.de

Die hier vorgestellten Mentalfeld-Techniken sind eine echte Innovation in der Beratung und Therapie von Erwachsenen und Kindern. Mit der Kombination von spontan gemalten Bildern, heilenden Sätzen und Klopfakupressur kann man tiefsitzende negative Überzeugungen, seelische Spannungszustände und Schmerzen erkennen und nachhaltig bessern. Das Buch basiert auf den neuesten medizinischen Erkenntnissen aus der Neurobiologie. Es ist eine praktische Einführung in die Mentalfeld-Techniken und liefert zahlreiche anschauliche Fallbeispiele.

Für die professionelle Praxis und zur Selbsthilfe.

384 Seiten, 175 Abb., vierfarbig, Hardcover (17,5 x 24,5 cm)
ISBN 978-3-86731-040-6

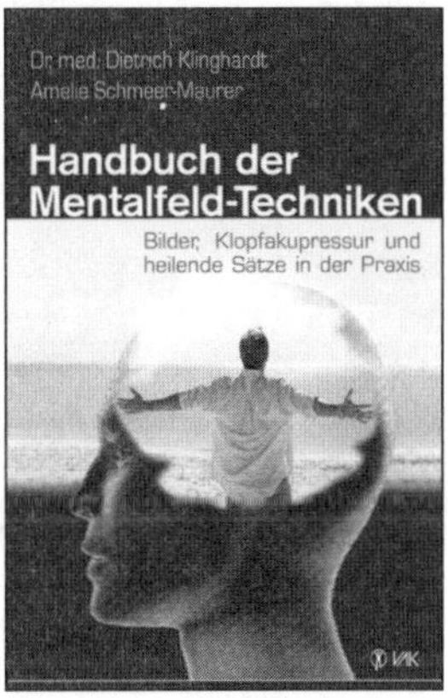

IAK

IAK GmbH – Forum International
Eschbachstr. 5 – D-79199 Kirchzarten
Tel. +49(0)7661-9871-0 – Fax +49(0)7661-9871-49
info@iak-freiburg.de – www.iak-freiburg.de

Das **IAK – Forum International** veranstaltet laufend Kurse in Kinesiologie, Kraniosakral-Therapie, manueller Körperarbeit, energetischer Psychologie, Kurse zu Ernährung, Schüßlersalzen, Blütentherapie u.v.a.m. Seit 1982 haben wir uns als internationale Begegnungsstätte für praktische und innovative Methoden etabliert.

Das *Neue Denken* hat in letzter Zeit das Bewusstsein vieler Menschen für eine neue Weltsicht und Lebensführung geöffnet. Auf dieser Grundlage wurden faszinierende Methoden entwickelt: Frank Kinslows *Quantum Entrainment®*, Richard Bartletts *Matrix Energetics*, die *HerzIntelligenz®-Methode* und weitere Entwicklungen, die wir Ihnen in unserem Seminarzentrum vorstellen.

Mehr Informationen auch über Seminare von Richard Moss in Kirchzarten finden Sie unter: **www.iak-freiburg.de**. Gerne schicken wir Ihnen unser Kursprogramm zu.

Bestellen Sie unsere kostenlosen Kataloge unter: www.vakverlag.de